JN076092

Web 動画付録
ユーザー ID ＆パスワード

　Web 動画の視聴に必要なユーザー ID とパスワードは, こちらに記載されております. シール（銀色部分）を削ってご覧ください.

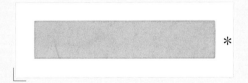

*

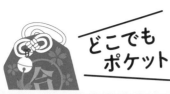

どこでも
ポケット

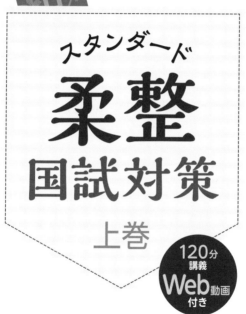

スタンダード

柔整

国試対策

上巻

120分
講義
Web動画
付き

編集　医療系国試対策研究会

HUMAN PRESS

柔道整復師国家試験の近年の傾向と合格に向けて

　多少の増減はありますが，柔道整復師国家試験（以下，国家試験）の新卒者と既卒者を合わせた合格率は，第1回の90.3%以降，年々減少し続け，最近は60%台前半で安定しています（**図1**）．60%台前半と聞くと，難易度が高そうですが，新卒者のみの合格率でみると，80%台と低くはありません．これは既卒者の合格率が20%前後のため，全体の合格率を押し下げているのです．

　新卒者のみの合格率だけをみると80%台で，逆に難易度が高い試験ではないように思えます．しかし，この80%台の合格率を鵜呑み

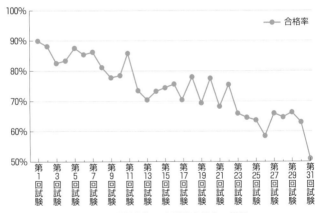

図1　柔道整復師国家試験合格率の推移

にしてはいけません．ちなみに，新卒者とは多くの学校で行われる卒業試験をクリアし，国家試験を受験した人を指します．ここがポイントで，受験年度の4月に進級したすべての3年生が受験できるわけではありません．多くの学校では，卒業試験によって10〜20%をふるい落としています．これを考慮すると，卒業試験をクリアし，国家試験に1回の受験で合格できる人は70%前後ではないでしょうか．つまり，国家試験はそれなりの難易度だということです．卒業試験をクリアして国家試験一発合格を目指すのであれば，学内順位で下位30%に入ると危険です．

　さて，実質的な合格率が70%前後であることを考えると，限られた時間で合格を勝ちとることは困難であるため，効率的な勉強が必要になります．毎日4〜5時間勉強したとしても1年間で1,500時間弱しか時間がとれません（学校での授業は含めないほうがよいでしょう）．必要な教科は10科目を超えますから，1教科あたり100時間前後の勉強時間しかとることができません．教科書の熟読や自分で重要ポイントをまとめるような勉強を行うといった，時間的な余裕はありません．

　そこで勧めたいのが本書のような受験対策本です．受験生に代わって過去問題の分析を行い，暗記すべき最低限の知識が記載されています．本書も含めて一般的な受験対策本は，国家試験の一般問題で7割前後の得点が可能なように作成されています．自分で要点のまとめを作成するよりも効率的であり，内容的にも確かなものです．さらに，受験対策本に足りない情報などは直接書き込んで追加し，自分オリジナルの受験対策本に仕上げることを勧めます．これに加えて，過去問題集や模試問題のやり直しなどで補強することで，合格が確実なものとなります．

執筆者一覧

井手　貴治　東亜大学 人間科学部 教授（歯科医師）
片岡　綾子　薬剤師 博士（薬学）
小笠原史明　医療系国家試験対策研究会 柔整コース長（柔道整復師）
川上　智史　桐生大学 医療保健学部 准教授（臨床検査技師）
若月　康次　東海医療科学専門学校（柔道整復師）
馬場　泰行　新潟柔整専門学校 副学科長（柔道整復師，鍼灸師）
北　道従　新潟柔整専門学校（柔道整復師）
桑野　幸仁　九州医療スポーツ専門学校（柔道整復師）
工藤早栄子　吉野内科・神経内科医院リハビリテーション科（理学療法士）
鈴　武利　川原医療福祉専門学校 教頭（柔道整復師）
米田　伸一　こころ医療福祉専門学校（柔道整復師）
古山　喜一　環太平洋大学 体育学部 学科長（柔道整復師）
小玉京士朗　環太平洋大学 体育学部 副学科長（柔道整復師）
社　由洋　九州医療スポーツ専門学校 柔道整復学科学科長（柔道整復師）
田中　満　九州医療スポーツ専門学校（柔道整復師）
山根　弘樹　九州医療スポーツ専門学校（柔道整復師）
村岡　太介　九州医療スポーツ専門学校（柔道整復師）
半田　光　九州医療スポーツ専門学校（柔道整復師）
黒木　文葉　九州医療スポーツ専門学校（柔道整復師）
浅田桃太郎　日本柔整師国家試験対策協会 教務部長（臨床検査技師）
木村　悦子　東亜大学 人間科学部 准教授（柔道整復師）
木村　文規　日本柔整師国家試験対策協会（柔道整復師）
田中　輝男　九州大学 名誉教授（歯科医師，薬剤師）
鈴木　美波　新潟柔整専門学校（柔道整復師）
早川　雅成　新潟柔整専門学校 学科長（柔道整復師，鍼灸師）
尾藤何時夢　東亜大学 人間科学部 教授（柔道整復師）
平林　弘道　東亜大学 非常勤講師（柔道整復師）
中嶋　真司　長崎医療こども専門学校 副校長（柔道整復師，鍼灸師）
伏見　直哉　長崎医療こども専門学校（柔道整復師）
水嶋　章陽　九州医療スポーツ専門学校 理事長（柔道整復師）
山崎　悟　長崎医療こども専門学校（柔道整復師）
山崎由紀也　新潟柔整専門学校（柔道整復師，鍼灸師）

本書の特徴と使い方

　本書は，柔道整復師国家試験の出題基準に準拠し，過去に出題された内容と今後に出題が予想される内容の要点を短文にまとめ，効率よく学習ができるよう作成しております．国家試験の対策をこれから始める人や，国家試験直前の知識の総復習に適しております．国家試験に合格するためには必要な内容となりますので，完璧に暗記できるよう何度も繰り返し学習してください．

十分に理解し，記憶に定着したらチェックボックスにチェックを入れましょう

文章の内容を暗記した後，赤シートを利用して赤字の重要語句を隠して問題にチャレンジしてください

Web 動画の視聴方法

　本書では，専用サイトで各項目に関連した Web 動画を視聴できます．PC（Windows/Macintosh），iPad/iPhone，Android 端末からご覧いただけます．以下の手順にて専用サイトにアクセスしてご覧ください．

利用手順

① ヒューマン・プレスのホームページにアクセス

https://human-press.jp

| ヒューマン・プレス | 検索 |

② ホームページ内の「国試対策 Web 動画」バナーをクリック

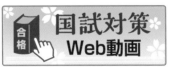

❸ ユーザ登録

- ▶「ユーザ登録説明・利用同意」に同意していただき，お名前・メールアドレス・パスワードをご入力ください．
- ▶ご入力後，登録いただきましたメールアドレスに「ユーザ登録のご確認」のメールが届きます．メール内の URL にアクセスしていただけると，ユーザ登録完了となります．

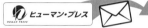

❹ Web 動画を視聴する

- ▶ご登録いただきましたメールアドレスとパスワードでログインしてください．
- ▶ログインしていただくと「Web 動画付き書籍一覧」の画面となりますので，ご購入いただきました書籍の「動画閲覧ページへ」をクリックしてください．
- ▶ユーザ ID とパスワードは，表紙裏のシール（銀色部分）を削ると記載されています．入力画面にユーザ ID とパスワードを入力し，「動画を閲覧する」をクリックすると，動画の目次が立ち上がりますので，項目を選んで視聴してください．

※ユーザ ID・パスワードにつきましては，1 度入力しますとログイン中のユーザ情報を使用履歴として保持いたしますので，別のユーザ情報でログインした場合には動画の閲覧はできなくなります．入力の際には十分ご注意ください．

※ Web 動画閲覧の際の通信料についてはユーザ負担となりますので，予めご了承ください（WiFi 環境を推奨いたします）．

※配信される動画は予告なしに変更・修正が行われることがあります．また，予告なしに配信を停止することもありますのでご了承ください．なお，動画は書籍の付録のためユーザサポートの対象外とさせていただいております．

Contents

第 I 部　必修問題

第1章　柔道整復師のプロフェッショナリズム

第2章　医療の安全

第3章　社会保障と医療経済

第4章　柔道整復師法

第5章　その他医事法規

第6章　柔道整復の診察・整復・固定

第7章　包帯法

第1章　解剖学

第2章　生理学

第3章　運動学

第 I 部
必修問題

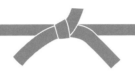

第1章
柔道整復師のプロフェッショナリズム

A. 柔道整復師と柔道

1. 柔道の歴史 ■■■■■

【創始者・創始年・発祥の地】

□柔道の母体とは，柔術・和（やわら）・体術などの徒手格闘の武術である．

□柔道の創始者は，嘉納治五郎師範である．

□柔道の創始年は，明治15年（1882年）である．

□東京都台東区稲荷町の永昌寺に12畳の道場を開き，講道館と命名された．

□講道館の正式名称は，日本伝講道館柔道と呼ばれる．

□講道館とは，その道を講ずる教育の場という意味である．

【嘉納治五郎師範が修行した主な柔術流派と師匠】

□嘉納治五郎師範が修行した主な柔術流派は，天神真楊流，起倒流である．

□嘉納治五郎師範が修行した天神真楊流の先生は，福田八之助と磯正智である．

□嘉納治五郎師範が修行した起倒流の先生は，飯久保恒年である．

【講道館四天王】

□講道館黎明期（れいめいき）において，他流試合の代表選手として，また講道館の師範代として活躍した4人の人物は，西郷四郎，富田常次郎，山下義昭，横山作次郎である．

【柔よく剛を制す】

□柔よく剛を制すとは，柔軟なものでも強いものを制すことができるという意味のことわざである．

□中国兵法の書（三略）の1節（四字熟語）から「柔能制剛」を取り出したものである．

□柔道では，体の小さい人が相手の力を利用して大きい人に勝つことを指している．

2. 柔道の理念　　■■■■■

【柔道修行の目的・嘉納治五郎師範の遺訓】

□柔道とは，心身の力を最も有効に使用する道である.

□その修業は，攻撃防御の練習によって身體精神を鍛練・修養し，斯道の真髄を体得することである. これによって己を完成し，世を補益するのが柔道修業の究竟（きゅうきょう）の目的である.

【柔道を表す言葉（精力善用・自他共栄）】

□人間教育を柔道の目標とし，「精力善用，自他共栄」を二大道標としている.

□柔道は望ましい人間形成を目指したもので，術はあくまで手段であり，道（自己完成）を極めることが本体であるとした. これを「精力善用」「自他共栄」という言葉で表現した.

□精力善用とは，自己の精力を及ぶ限り大なる効力を世に顕すことであり，さらには広く世のために尽すことである（心身の力をもっとも有効に働かせること）.

□自他共栄とは，人間は単独・孤立には人生を送ることはできない. われわれは，人間関係を把握して多数の人と話し合い助け合いながら共同の目的を達成することである（自他ともに社会全体が栄えること）.

【柔道の目標】

□柔道の目標とは，勝負法・体育法・修身法を目的とした自己完成を目指す道である.

□勝負法とは，対人技術を磨き，攻撃のみならず護身についても役立てることができる.

□体育法とは，身体機能の向上を図ることができる.

□修身法とは，社会生活へ応用する力を養うことができる.

【柔道の修業】

□形（講義：理論を学ぶ）と乱取り（問答：学びを深める）の2様式の稽古で行われる.

□形は，あらかじめ組み立てられた理論に従って順序よく攻防する方法で，攻防の理論を理解したり，原則的な技術を学ぶものである.

□乱取りは，投技や固技を用いて自由に攻防し合うもので，相手の動き

に応じて軽快な進退，機敏な体捌きで身をこなす．一方，勝負のみに
こだわらず相手を尊重する態度や安全に留意することが要求される．

3. 審判規定に準じた服装・態度　■■■■■

【柔道衣の着方】

- □ 上着の裾端ラインは，しっかり重ねる．
- □ 上着は，襟を左前に出るように着る．
- □ 上着の胸幅は，上着を前で重ねる場所（合せ目）で 20 cm 以上重ねること．
- □ 上着の袖の空きは，腕から袖の間が 10〜15 cm あること．
- □ 柔道着の帯は，縦結びにしない．
- □ 帯の結び目は，2 本一緒に結ぶ．
- □ 帯は途中で，ほどけないように強く結ぶ．
- □ 帯は，差し帯にしない．
- □ 帯は，中央結び目から帯の端まで 20 cm 程度の余裕のある長さの物とする．
- □ 帯を締めた時，殿部を覆う程度であること．
- □ 柔道着のズボンの紐は，上着の裾から出ないように着る．
- □ 柔道着のズボンは，前，後ろ逆にはかない．
- □ 柔道着のズボンは，裾から畳まで 10〜15 cm の余裕がなければならない．
- □ 柔道着の袖の長さは，手首の関節までとする（最短手首から 5 cm 短いもの）．

【装飾品・身嗜み】

- □ 金属，そのほか相手に危険を及ぼすような物は，いっさい身につけてはならない．
- □ ネックレス，ミサンガ，ピアス，マニキュア，ネイルアート，付け爪はしてはならない．
- □ 爪は，短くしておくこと．
- □ 長髪の場合は，髪の毛を束ねる．
- □ クリップ，ヘアピンは使用しない．
- □ 髪飾りは付けてはいけない．
- □ 極度の茶髪・化粧・無精ヒゲにはしない．

□女子は，上衣の下に丸首・半袖白Tシャツを着用する．

4. 礼　法 ■■■■■

□礼の種類には，敬礼・拝礼の2種類あり，それぞれに立礼・座礼がある

【敬　礼】
□立礼を図1に示す．
□立礼の時間は通常呼吸で，一呼吸（約4秒）である．
□座礼を図2に示す．
□座り方，立ち上がり方を図3に示す．

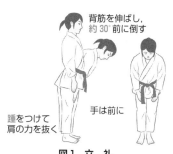

背筋を伸ばし，約30°前に倒す

手は前に

踵をつけて肩の力を抜く

図1　立　礼

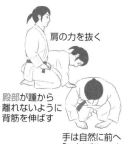

肩の力を抜く

殿部が踵から離れないように背筋を伸ばす

手は自然に前へ「ハ」の字につく

図2　座　礼

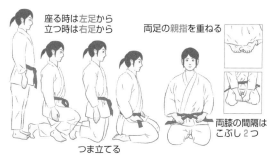

座る時は左足から
立つ時は右足から

両足の親指を重ねる

両膝の間隔はこぶし2つ

つま立てる

図3　座りかた・立ちかた

□座り方，立ち上がり方の手順は「左座右起」と覚えるとよい.

【拝 礼】

□拝礼は，体を前に曲げる角度が深い.

□立礼の場合は，体を前に自然に 45°曲げ，両手は膝頭まで滑り下ろす.

□座礼の場合は，両手の人差し指と人差し指，母指と母指とが接するようにし，前額を両手の甲に接するまで体を前に曲げて両肘をつけ，敬意を表す.

5. 受け身 ■■■■■

【受け身の意義】

□受け身は，投げられた時の衝撃を和らげるための技術である.

□受け身をとるという負けの動作で，謙虚さを養う.

□受け身により，倒れ方・転び方を合理的に学ぶ.

【受け身の種類】

□受身の種類には，前受身，後受身，横受身，前回り受身の4種類がある.

□前受身は，前方に倒れた際に頭部・顔面・腹部を保護する.

□横受身では，膝は立てず，足は交叉せず畳を打つ.

□後受身では，後頭部を保護することが重要である.

□後受身では，前腕全体と手掌で畳を叩く.

□後受身では，肩関節外転角度を 30°ぐらいとする（外転角度が大きいとケガの原因となる）.

□後受身では，受身の際に帯の結び目をみる.

□後受身では，膝を曲げすぎないようにする.

□前回り受身では，手は手掌側をつき，手と足を逆につかない.

□前回り受身では，両側の手足を前について回転する.

□右前回り受身では，左手で畳を強く叩く.

□前回り受身では，頭を入れて前転するように回らない.

□前回り受身では，頭部をついて回らない.

□前回り受身では，スムーズに回り，肩や腰を打たない.

□前回り受身では，足を揃えて立つ.

□前回り受身では，足の受身をとり，その後は自然本体となる.

□前回り受身では，回転した後，横受け身をとり，そのまま立ち上がる

と自然本体となる.

□前回り受身では，頭を入れず，「小指→肘→肩→背中→殿部」の順に畳につける.

6. 帯の色　■■■■■

□帯の色と段位を**表1**に示す.

表1　帯の色

白帯	4 級以下
茶帯	3 級〜1 級
黒帯	初段〜5 段
紅白帯	6 段〜8 段
紅（赤）帯	9 段〜10 段

7. 柔道国際審判規定　■■■■■

□試合時間は 4 分である.

□抑え込みの時間 20 秒で「一本」，10 秒以上〜20 秒未満は「技あり」となる.

□試合終了の合図と同時に仕掛けた技は，評価対象となる.

□指導は，累計 3 回で試合終了となり負けとなる.

□一本は，技にスピードや力強さがあり，背中がつくまでコントロールしている必要がある.

□一本の条件の一つでも満たしていなければ，「技あり」となる.

□試合中に 2 回技ありをとった時は，技あり合わせて「一本」を宣告できる.

□試合場内に入る時や出る時は，自主的に礼をしてよい（強制ではない）.

□試合場に入る時は左足から，試合場から出る時は右足からである.

□握手は，基本 NG である.

8.　投げの形 ■ ■ ■ ■ ■

□投げの形を**表 2**に示す.

表2　投げの形

手 技	浮落，背負投，肩車
腰 技	浮腰，払腰，釣込腰
足 技	送足払，支釣込足，内股
真捨身技	巴投，裏投，隅返
横捨身技	横掛，横車，浮技

9.　講道館柔道技の名称 —— 投げ技 67 本 ■ ■ ■ ■ ■

□講道館柔道技の名称を**表 3**に示す.

表3　講道館柔道技の名称

手 技 (15本)	背負投，体落，肩車，掬投，浮落，隅落，帯落，背負落，山嵐，双手刈，朽木倒，踵返，内股すかし，小内返，一本背負投
腰 技 (11本)	浮腰，大腰，腰車，釣込腰，払腰，釣腰，跳腰，移腰，後腰抱上（試合では有効な技とみなされない），袖釣込腰
足 技 (21本)	出足払，膝車，支釣込足，大外刈，大内刈，小外刈，小内刈，送足払，内股，内股返，小外掛，足車，払釣込足，大車，大外車，大外落，燕返，大外返，大内返，跳腰返，払腰返
真捨身技 (5本)	巴投，隅返，裏投，引込返，俵返
横捨身技 (15本)	横落，谷落，跳巻込，外巻込，浮技，横分，横車，横掛，抱分，内巻込，蟹挟，大外巻込，内股巻込，払巻込，河津掛（禁止技）

B.　倫理・コミュニケーション

1.　医療倫理 ■ ■ ■ ■ ■

□特定の職業を生業とする個人や組織団体が，その職業において社会的責任や役割を果たすために必要とされる行動の規範や基準を職業倫理という.

□医療倫理とは，医療行為や医学研究において守るべき行動の規範や基準をいう.

□医療倫理の四原則を**表4**に示す.

表4　医療倫理の四原則

自律尊重	患者の自己決定を尊重すること
公正・正義	平等に医療資源を提供すること
善　行	患者に対して善をなすこと
無危害	患者に危害を加えないこと

□「ヒポクラテスの誓い」は，ヒポクラテス全集の中で医師の職業倫理について書かれた宣誓文である.

□ヒポクラテスは，紀元前5世紀ごろのギリシャの医師で，「医学の祖」と称されている.

□ヒポクラテス全集は，ヒポクラテスの弟子によって編纂されたものである.

2. 柔道整復師の倫理綱領　■■■■■

□日本柔道整復師会は，昭和62年に柔道整復師倫理綱領を定めている.

□柔道整復師倫理綱領を**表5**に示す.

表5　柔道整復師倫理綱領（出典：日本柔道整復師会）

国民医療の一端として柔道整復術は，国民大衆に広く受け入れられ，民族医学として伝承してきたところであるが，限りない未来へ連綿としてさらに継承発展すべく，倫理綱領を定めるものとする. ここに柔道整復師は，その名誉を重んじ，倫理綱領の崇高な理念と，目的達成に全力を傾注することを誓うものである

1. 柔道整復師の職務に誇りと責任をもち，仁慈の心をもって人類への奉仕に生涯を貫く
2. 日本古来の柔道精神を涵養し，国民の規範となるべく人格の陶治に努める
3. 相互に尊敬と協力に努め，分をわきまえ法を守り，業務を遂行する
4. 学問を尊重し技術の向上に努めるとともに，患者に対して常に真摯な態度と誠意をもって接する
5. 業務上知りえた秘密を厳守するとともに，人種，信条，性別，社会的地位などにかかわらず患者の回復に全力を尽くす

3. 患者中心の医療　　■■■■■

□医療関係者と患者の関係における，医師を頂点とする権威主義的・家父長的関係を医師のパターナリズムと呼ぶ.
□患者と医師の関係は，過去の医師を頂点とする権威主義的なパターナリズムから，現在の医師と患者が対等な関係である患者中心型の医療へと変化した.

4. 患者とのコミュニケーション　　■■■■■

□患者とのコミュニケーションにおける施術者の態度として，共感的態度，理解的態度，支持的態度が重要となる.
□共感的態度とは，「患者の苦痛などに共感する」態度を意味する.
□理解的態度とは，「患者の立場に立ち，理解するように努める」態度を意味する.
□支持的態度とは，「患者の考えや行動を認めて支持する」態度を意味する.

5. 生活の質　　■■■■■

□Quality Of Life（QOL）は，生活の質や生命の質などと訳され，健康日本21においても重要視されている概念である.
□QOLの評価において，本人の幸福感が最も重要となる.

6. ノーマライゼーション　　■■■■■

□障害者が健常者と同じ環境，同じ条件で，家庭や地域で生活することを目指す概念をノーマライゼーションという.

C. 患者の権利

1. 基本的人権　　■■■■■

□平等権とは，国民が人種，信条，性別，社会的身分などによって差別されない権利である.
□平等権は，基本的人権の一つであり，日本国憲法第14条などに規定される.

□生存権は，日本国憲法第 25 条に規定される権利で，健康で文化的な最低限度の生活を営む権利のことである．

□日本国憲法第 25 条を**表 6** に示す．

表 6　日本国憲法第 25 条

すべて国民は，健康で文化的な最低限度の生活を営む権利を有する．国は，すべての生活部面について，社会福祉，社会保障及び公衆衛生の向上及び増進に努めなければならない

2. 患者の権利

□リスボン宣言は，患者の権利に関する宣言で，良質な医療を受ける権利，選択の自由の権利，自己決定の権利など，11 の権利が出された．

3. 選択の自由と自己決定権

□医師や病院を自由に選択し，セカンドオピニオンを求める患者の権利を選択の自由の権利といい，第 34 回世界医師会総会のリスボン宣言に盛り込まれた．

□病気の診断・治療に関し，主治医以外の医師の意見を求めることをセカンドオピニオンという．

□十分な情報を得て医療行為を受けるか否かなどを患者が決定する権利を自己決定の権利といい，患者の権利の根幹をなす．

4. 患者への説明と同意

□インフォームド・コンセントは，「説明と同意」と直訳され，「医療従事者からの十分な説明」と「患者の理解・同意」のことである．

□インフォームド・コンセントは，医療法に定められ，医療従事者の努力義務である．

□乳幼児や認知症など理解力が欠如し，インフォームド・コンセントが困難な場合は，保護者や代理人から同意を得る．

□近年は，子どもに対する医療行為に関して，保護者とは別に子どもの理解度に応じてわかりやすく説明し，子どもの納得を得るべきであるというインフォームド・アセントという概念が小児科領域などを中心に広がっている．

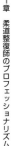

5. プライバシー保護 ■■■■■

□プライバシーとは,「自己の個人情報をコントロールできる権利」であり,個人情報保護などは,これをもとにしている.

6. 個人情報 ■■■■■

□個人情報保護法において個人情報とは,「生存する個人の情報で,氏名・生年月日・その他の情報により特定の個人を識別できるもの」とされる.

□厚生労働省の「医療・介護関係事業者における個人情報の適切な取り扱いのためのガイドライン」では,死者の情報も個人情報の対象とされる.

□医療機関や介護事業者における個人情報の例として,施術録,診療録,X線写真,処方箋,紹介状,ケアプランなどがあげられる.

□個人情報には,紙媒体や電子媒体だけでなく,映像や音声なども含まれる.

□医師や薬剤師,弁護士などの重大な秘密を扱うものについては,業務上知りえた秘密を漏らした場合,刑法によって罰せられる.

□患者情報を保険会社に開示する場合は,患者などの同意が必要となる.

第2章
医療の安全

A. リスクマネジメント

1. インシデントとアクシデント ■■■■■

□医療行為の過失があったが患者に被害を及ぼすことがなく，日常診療の現場でヒヤリとした，ハッとした経験を有する事例をインシデント（ヒヤリ・ハット）という．

□医療行為による事故を未然に防げた場合や実施されたが結果的に不利益がなかった場合の2つがインシデントに含まれる．

□通常，医療安全に関する場合，アクシデントは医療事故を意味する．

□インシデントレポートやアクシデントレポートは，その要因を明らかにし，再発防止を目的に作成する．

2. 事故防止対策 ■■■■■

□近年の医療事故に対する予防や対処は，従来の医療危機管理から医療安全管理へ重点が移りつつある．

□事故防止対策には，人は間違えるという前提で，事故が起こりにくい仕組みや重大な結果にいたらない仕組みを構築することが重要である．

□米国の損害保険会社の安全技師であったハインリッヒが発表した，頻度を表す経験則をハインリッヒの法則と呼び，表1に示す．

表1　ハインリッヒの法則

330件の災害のうち，1件は重大な災害（重大なアクシデント）があったとすると，29回の軽傷（軽いアクシデント），傷害のない事故（インシデント）を300回起こしている

3. 医療安全支援センターの目的 ■■■■■

□医療安全支援センターは，医療に関する苦情や相談への対応，医療機関や患者に対して医療安全に関する情報提供などを行い，医療の安全を確保する．

□医療法において都道府県・保健所設置市・特別区は，医療安全支援セ

ンターを設置するよう努めなければならないと規定されている.

4. 医療事故調査制度の目的　■ ■ ■ ■ ■

□医療事故調査制度は,医療事故の再発防止により医療の安全を確保することを目的とする.なお,医療事故の再発防止を目的とし,責任追及を目的としない.

□医療事故調査制度は,医療法の改正に盛り込まれた制度で,医療事故が発生した医療機関において院内調査を行い,その調査報告を民間の第三者機関(医療事故調査・支援センター)が収集・分析することで再発防止につなげるための仕組みである.

B. 医療事故と医療過誤

1. 医療事故　■ ■ ■ ■ ■

□医療事故とは,医療従事者の過誤・過失の有無にかかわらず,医療に関わる場所で医療の全過程において発生するすべての人身事故である.

□医療事故には,医療従事者に被害が生じた場合も含まれる.

2. 医療過誤　■ ■ ■ ■ ■

□医療過誤とは,医療事故の一類型であり,医療従事者が医療の遂行において医療的準則に違反し,患者に被害を発生させた行為である.

3. 医療における善管注意義務　■ ■ ■ ■ ■

□医療従事者が当然払うべき業務上の注意義務を善管注意義務という.

4. 問われる責任　■ ■ ■ ■ ■

□医療事故を誘発した医療従事者は,民事,刑事,行政の3つの法的責任を問われる.なお,医療事故に関する法的責任を表2に示す.

表2　民事・刑事・行政上の責任

種　類	民事責任	刑事責任	行政処分
法　律	民法	刑法	柔道整復師法
責　任	損害賠償	罰金,禁固など	免許停止など

第3章
社会保障と医療経済

A. 社会保障とは ————— □□□□□

□ 個人の努力だけでは対応できないリスクに対して，社会全体で相互に連帯し支え合う仕組みが社会保障制度である．

□ 日本国憲法25条に生存権の保障がうたわれており，わが国の社会保障はこれに由来する．

□ わが国の社会保障制度は，社会保険，社会福祉，公的扶助，公衆衛生を4つの柱とする（**表1**）．

表1　社会保障制度

社会保険	傷病，障害，老齢，死亡，失業に対し，みんなでお金を出し合い助ける仕組みのこと．例：医療保険，年金保険など
社会福祉	生活貧困者，障害者，児童，ひとり親家庭などの社会的に弱い立場の者を助ける仕組みのこと．例：保育所の整備など
公的扶助 （生活保護）	生活困窮者に対し，国や地方公共団体が最低限度の生活を保障する経済的援助の仕組みのこと
公衆衛生	行政などの組織をとおし，集団の健康状態を向上させること．例：感染症対策など

□ 社会福祉，公的扶助，公衆衛生は，税金を主な財源とする．

□ 通常，社会保障の機能には，生活安定・向上機能，所得再分配機能，経済安定化機能の3つがある．

B. 社会保険制度

1. 社会保険制度 ■■■■■

□ わが国の社会保険制度は，病気やケガに備える医療保険，高齢や障害に備える年金保険，要介護に備える介護保険，失業に備える雇用保険，仕事上の病気やケガに備える労災保険の5つから構成される．

□ 社会保険制度は，事前に一定の保険料を拠出し，病気やケガ，失業などのリスクに見舞われた場合に給付が受けられる仕組みである．な

お，国・地方公共団体や事業主も費用の一部を負担している.

□保険料は既往症などによらず，所得などの拠出能力によって決められる.

□わが国の社会保険制度は，すべての人々に加入が義務づけられており，これを国民皆保険制度という.

2.　保険診療の仕組み ■ ■ ■ ■ ■ ■

□保険料を支払い，一定の給付を受ける者を被保険者という.

□保険を運営する者を保険者という.

□保険給付には，現物給付と現金給付がある（**表2**）.

表2　現物給付と現金給付

現物給付	診察や投薬などの医療行為そのものを給付する
現金給付	治療にかかった費用を給付する

□保険診療の仕組みを**図1**に図示する.

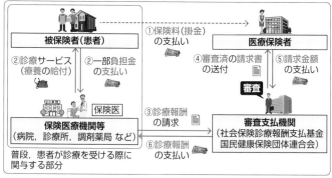

図1　保険診療の仕組み

□審査支払機関は，保険医療機関における診療行為が保険診療ルールに適合しているかを確認する機関である.

□審査支払機関として，社会保険診療報酬支払基金と国民健康保険団体連合会があげられ，保険者は審査を委託できる.

□保険者は，審査を自ら行うこと，つまり直接審査も可能である．

3. 医療保険制度

□わが国の医療保険制度は，国民健康保険と被用者保険，後期高齢者医療に大別される．

□被用者保険とは，事業所で働く人々を被保険者とする健康保険で，協会けんぽ，組合健保，船員保険，共済組合などがある（**表3**）．

表3　医療保険制度

制　度		被保険者
国民健康保険		自営業・無職とその扶養家族
		特定業種（医師，建設業など）
被用者保険	組合健保	大企業の従業員とその家族
	協会けんぽ	中小企業の従業員とその家族
	船員保険	船員とその家族
	共済組合	公務員，私立学校教職員とその家族
後期高齢者医療制度		75歳以上の者および65〜74歳で一定の障害がある者

□わが国の医療保険の自己負担割合は「基本3割，小学校就学前児童2割，70〜74歳2割，75歳以上は1割，70歳以上の一定以上の所得者は3割」である．

4. 労働災害補償保険制度（労災保険）

□労働災害補償保険（労災保険）の保険者は政府（国）であり，被保険者は原則すべての労働者（公務員を除く）である．

□労働災害補償保険の保険料は，全額を事業主が負担する．

□労働災害補償保険は，業務災害，通勤災害などの労働災害に対して保険給付が行われる．

□労働災害に対する保険給付として，療養補償給付，休業補償給付，傷病補償年金，障害補償給付，介護補償給付，遺族補償給付，葬祭料などがある．

5. 介護保険法　■■■■■

□介護保険は，最も新しい社会保険制度で現金給付をベースとする．

□介護保険の保険料は，所得水準に応じて 40 歳以上のすべての国民が支払い，要介護状態になった時，原則 1 割（一定以上の所得者 2 割，特に所得の高い者 3 割）の利用者負担で介護サービスが提供される．

□介護保険の財源は，保険料 50%，公費 50%である．

□介護保険では，65 歳以上の第 1 号被保険者と 40 歳以上 65 歳未満の第 2 号被保険者に分けられる．

□介護保険の保険者は，市町村および特別区である．

□介護保険法における介護認定は，要支援が 2 段階に，要介護が 5 段階に分けられている．

□要介護者が利用可能な介護給付に，施設サービス，居宅サービス，地域密着サービスがある．

□要支援者が利用可能な予防給付に，介護予防サービス，地域密着型介護予防サービスがある．

□要支援者が受ける給付（サービス）は予防給付であり，要支援者が居宅サービスを受ける場合は名称が「介護予防サービス」となっている．

□施設サービスは，要介護者のみが利用可能であり，要支援者は利用できない．

□要介護認定は，訪問調査による一次判定（コンピュータによる判定）のあと，主治医意見書などを考慮し，介護認定審査会の二次判定によって決まる．

□介護認定審査会は，要介護状態の診査や判定を行う目的で市町村および特別区が設置し，福祉，医療，保健などの学識経験者 5 名程度で構成される．

6. 公的年金　■■■■■

□公的年金は，国やその他の公的機関が行う年金制度で，老齢年金，障害年金，遺族年金がある（表 4）．

表4　公的年金

老齢年金	一定の年齢に達することで支給される年金
障害年金	病気やケガによって所定の障害になった場合に支給される年金
遺族年金	被保険者が死亡した場合に，その被保険者よって生計が維持されていた遺族に支給される年金

- □わが国の公的年金制度は，賦課方式である.
- □賦課方式とは，年金の財源をその時々の現役世代からの保険料により賄う方式である.
- □わが国の公的年金制度は，国民年金（基礎年金）と厚生年金の「2階建て」の仕組みである.
- □学生やフリーターを含め，20歳以上の者は全員が国民年金に加入し，会社員や公務員は，さらに厚生年金に加入する.

C. 社会福祉制度

1. 生活保護 ■ ■ ■ ■ ■ ■

- □生活保護は，社会的困窮者に対し，一定水準の生活を保障する制度である.
- □生活保護の扶助には，生活扶助，教育扶助，住宅扶助，出産扶助，生業扶助，葬祭扶助，医療扶助，介護扶助の8つの扶助がある. なお，医療扶助と介護扶助が現物給付であり，残りが現金給付である.

2. 老人福祉法 ■ ■ ■ ■ ■

- □老人福祉法は，高齢者における心身の健康保持，生活の安定を図るための法律である.
- □老人福祉サービスは，老人福祉法による福祉措置より介護保険が優先される.
- □老人福祉法によって規定される老人福祉施設として，老人デイサービスセンター，老人短期入所施設，養護老人ホーム，特別養護老人ホーム，軽費老人ホーム，老人福祉センター，老人介護支援センターなどがあげられる.

D. 国民医療費

1. 国民医療費　■■■■■

□当該年度内の医療機関などにおいて，保険診療の対象となる傷病の治療に要する費用を推計したものを国民医療費という（**表5**）.

表5　国民医療費に該当する費用

国民医療費	
含まれるもの	**含まれないもの**
・診療費（医科，歯科） ・調剤費 ・入院時食事，生活療養費 ・訪問看護療養費 ・健康保険で支給される移送費 　※救急車での移送は含まれない	・正常な妊娠に要する費用 ・正常な分娩に要する費用 ・健康の維持，増進を目的とした健康診断 ・健康の維持，増進を目的とした予防接種 ・身体障害者のために必要とする義眼や義肢 ・患者負担の入院時室料差額分 ・患者負担の歯科差額分 ・先進医療（高度医療を含む）

2. 国民医療費の状況　■■■■■

□国民医療費は，推計を始めた昭和29年度以降増え続けている.

□現在（令和2年度）の国民医療費は，42兆9665億円である.

□現在（令和2年度）の人口一人あたりの国民医療費は，34万600円である.

□現在（令和2年度）の国民医療費の国内総生産に対する比率は，8.02%である.

□現在（令和2年度）の年齢階級別国民医療費の内訳では，65歳以上が約6割を占めている.

□現在（令和2年度）の65歳以上一人あたりの国民医療費は65歳未満の約4.5倍である.

□国民医療費の財源は，保険料約50%，公費約40%，患者負担約10%である.

3. 国民医療費と療養費

□健康保険では，原則として現物給付が行われるが，やむをえない事情で，自費で受診した時など，特別な場合に療養費として現金給付が行われる．

4. 柔道整復師の療養費

□柔道整復師による施術の費用は療養費に相当し，事後に保険者が被保険者に療養費として現金で給付することができる．なお，療養費の支給の可否は保険者が決定する．

E. 柔道整復師と療養費

1. 療養の給付（現物給付）と療養費（現金給付）

□わが国の医療保険給付には「療養の給付である現物給付」と「療養費の給付である現金給付」がある．
□わが国の医療保険制度は原則，現物給付であるが，健康保険法において例外として現金給付である「療養費」が規定されている．

2. 療養費の支給条件

□やむをえない事情によって，保険医療機関で保険診療を受けることができなかった場合など，保険者は療養費を支給することができる．
□柔道整復師の施術は，療養費の支給となる．
□療養費の支給の可否は，保険者が決定する．

3. 償還払い方式と受領委任払い方式

□償還払い方式は「施術所での施術に対して，患者が全額を柔道整復師に支払い，その旨を保険者に請求し，保険者から患者へ保険適用分の金額が支給される」仕組みである（図2）．
□償還払い方式は，患者に現金が直接支給され，現金給付となる．
□受領委任払い方式は，「償還払いにおける患者から保険者への請求を柔道整復師が代行し，保険者からの保険適用分の金額の支給を柔道整復師が受けとる」仕組みである（図3）．

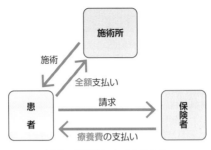

図2 償還払い方式の仕組み

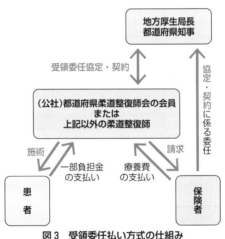

図3 受領委任払い方式の仕組み

□受領委任払い方式では，患者が窓口で支払う金額は保険が適用された状態の自己負担額分のみとなる．

4. 柔道整復師の施術に係る療養費の受療委任の取り扱い ■ ■ ■ ■ ■

□ 受領委任払いを取り扱うためには，柔道整復師は施術管理者の資格を取得し，地方厚生局長，都道府県知事と協定・契約を結ぶ必用がある.

□ 受領委任払いにおいて患者は，受領委任払いの使用に同意するために療養費支給申請書に署名をしなければならない.

□ 受領委任払いを行うために必要な事項を表6に示す.

表6　受領委任払いを行うために必要な事項

受領委任払いの協定・契約に関するもの	
1. 施術管理者について	平成 30 年 4 月から受領委任を取り扱う施術管理者になる場合には，実務経験と研修の受講が必要である
2. 施術所について	受領委任の取り扱いは，登録（承諾）施術所のみにおいて認められる
3. 領収書，明細書，窓口徴収について	当該施術に要する費用の範囲を超える金額の支払いを求める時は，施術前に了承を患者にとり，費用の範囲を超える項目ごとの金額を記載した領収書，明細書を交付する
4. 施術録について	施術録は，柔道整復療養費支給申請書の根拠となるものであり，遅滞なく必要事項を正確に記入する．また，保険者などに施術録の提示および閲覧を求められた場合は，速やかに応じなければならない
5. 柔道整復療養費支給申請書について	支給申請書は，施術録の記載事項を基本に作成される
6. 施術に関する書類等の保管について	保険者または柔道整復療養費審査会は，療養費の請求内容に不正または著しい不当があるかどうかを確認するために領収書の発行履歴や来院簿，そのほか通院の履歴がわかる資料の提示および閲覧を求めることができる．そのため，施術所を廃止しても5年間は厚生局長と都道府県知事が施術に関して説明を求め，または報告を徴する場合がある

5. 柔道整復療養費の算定 ■ ■ ■ ■ ■

□ 柔道整復療養費の施術に係る療養費の算定については，療養費支給基準に沿ったものでないと支給されない.

第 4 章
柔道整復師法

A. 法の体系

1. 成文法と不文法

□成文法（制定法）は規定が文章（条文）となって存在するもので，以下の 5 つがある．
　①憲法：国の最高法規であり，基本法である．
　②条約：国際間の成文法である．
　③法律：内閣や国会議員からの発議により，議決と一定の手続きにより制定される．
　④命令：行政機関により制定され，政令（内閣が定める），府令〔総理大臣（内閣府）が発する〕，省令（各省大臣が主任の行政事務について，それぞれの機関の命令として発する），規則（人事院・会計検査院が定める）がある．
　⑤条例・規則：地方自治体の決定によるもの．
□優劣順位は，憲法≧条約＞法律＞命令＞条例・規則となる．
□不文法は，規定が文章（条文）として存在しておらず，①慣習法，②条理，③判例の 3 つがある．なお，この 3 つ以外は成文法である．
□よく問われる柔道整復師に関与する成文法は，①柔道整復師法（法律），②柔道整復師施行令（政令），③柔道整復師法施行規則（省令）である．

2. 公法と私法

□公法とは，国家機関相互（国と自治体間など）や国家機関と私人（個人や民間）の関係を定める法律で，憲法，刑法，行政法，柔道整復師法，医師法がある．
□私法とは，私人間（個人間など）の関係を定める法律である．なお，商法と民法がある．

B. 柔道整復師法の目的 ——————— □□□□□

□免許制度を設けることによって，免許者のみが独占的に施術を行うこととするとともに，免許者の業務が適正に運用されるように規律し，衛生水準の向上を図る．

□柔道整復師とは，厚生労働大臣の免許を受けて柔道整復を業とする者である．以下に，柔道整復師の業を示す．

・柔道整復師務は，骨折，脱臼，打撲，捻挫などに対し，その回復を図る施術を業として行う者である．

・業とするとは，反復継続の意思をもって行うことをいう．なお，意思をもっていれば1回で施術が終了しても問題はない．

C. 柔道整復師免許および名簿について

1. 柔道整復師免許および柔道整復師免許証明書 ■■■■■

□免許を与えるとは，柔道整復師名簿に登録することである．
□厚生労働大臣が免許を与えた時は，柔道整復師免許証を交付する．
□指定登録機関は，厚生労働大臣が免許を与えた時に柔道整復師免許証明書を交付する．
□柔道整復師免許証は，名簿に登録していることを証明するものであり，免許そのものを指すわけではない．なお，柔道整復師免許は無形であり，免許証を携帯しなくとも柔道整復師としての業務は行える．

2. 柔道整復師免許を受けるための要件 ■■■■■

□積極的資格要件として，厚生労働大臣の行う柔道整復師国家試験に合格することである．
□消極的資格要件（相対的欠格事由）としては，以下のものがある．

・心身の障害により柔道整復の業務を適正に行うことができない者として厚生労働省令で定める者．
・麻薬・大麻またはアヘンの中毒者．
・罰金以上の刑に処せられた者．
・前号に該当する者を除くほか，柔道整復の業務に関し，犯罪または不正の行為があった者．

第4章　柔道整復師法

25

□欠格事由の種類
・絶対的欠格事由とは，該当すると必ず資格の喪失を伴うもの．なお，絶対的欠格事由を定めた職種は，次の3つがある．①医師，②歯科医師，③薬剤師．
・相対的欠格事由とは，必ずしも資格を喪失するとは限らないもの．

3. 柔道整復師免許の申請書類 ■■■■■

□厚生労働大臣に以下のものを提出しなければ，柔道整復師免許は与えられない．
・柔道整復師国家試験の合格証書の写しまたは合格証明書．
・戸籍の謄本もしくは抄本または住民票の写し．なお，日本国籍をもたないものは旅券，そのほか身分を証する書類の写しが必要である．日本人でなければ，柔道整復師免許はもてないは間違いである．
・精神機能の障害または麻薬，大麻・アヘンの中毒者であるかないかに関する医師の診断書．

4. 柔道整復師名簿の登録事項 ■■■■■

□柔道整復師名簿に登録する際に必要な事項を示す．
・登録番号および登録年月日．
・本籍地都道府県，氏名，生年月日，性別．なお，日本国籍を有しない者については，その国籍．
・試験合格の年月．
・免許の取消し，または業務の停止の処分に関する事項．
・再免許の場合には，その旨．
・柔道整復師免許証または柔道整復師免許証明書を書き換え交付し，または再交付した場合には，その旨ならびにその理由および年月日．
・登録の削除をした場合には，その旨ならびにその理由および年月日．

5. 柔道整復師名簿の訂正 ■■■■■

□本籍地都道府県名，氏名，生年月日，性別に変更を生じた場合，30日以内に名簿の訂正を申請しなければいけない．

6. 柔道整復師名簿の登録削除 ■■■■■

- □ 死亡または失踪の宣告を受けた際には，届け出義務者は30日以内に柔道整復師名簿の登録削除を厚生労働大臣に提出しなければならない．
- □ 登録削除の申請は，自らの意思で常に行える．
- □ 登録削除の申請には，柔道整復師免許証または柔道整復師免許証明書を厚生労働大臣に返納しなければならない．
- □ 失踪の宣告を受けたものは，死亡したものとみなされる．以下の項目に該当する場合は，失踪の宣告をすることができる．
  - ・不在者の生死が，7年間明らかでない時．
  - ・死亡の原因となる危難に遭遇した者の生死が，その危難から1年間明らかでない時．
- □ 死亡の届け出義務者は，①同居の親族，②その他同居者，③家主，地主または家屋もしくは土地の管理人とする．

7. 柔道整復師免許の取消など ■■■■■

- □ 相対的欠格事由のいずれかに至った際に，厚生労働大臣はその免許を取り消し，または期間を定めての業務停止を命ずることができる．
- □ 免許を取り消された際は，5日以内に柔道整復師免許証または柔道整復師免許証明書を厚生労働大臣に返納しなければならない．
- □ 業務の停止命令に違反したものは，50万円以下の罰金に処せられる．
- □ 取消事由に該当しなくなる，または再び免許を与えることが適当であると認められれば再免許を与えられることがある．

8. 柔道整復師免許証の書換え交付 ■■■■■

- □ 柔道整復師の免許証または免許証明書の記載事項に変更が生じた時に，書換え交付を申請することができる．なお，強制的ではないため行う必要もない．

9. 柔道整復師免許証の再交付 ■■■■■

- □ 柔道整復師の免許証または免許証明書を破り，汚し，失った時に再交付を申請することができるが，しなくてもよい．

第4章 柔道整復師法

27

□再交付後に発見した場合，5日以内に返納しなければならない.
□期日関連は，次の3種類しか出題されない.「① 5日＝免許，② 10日＝施術所，③ 30日＝名簿」とそれぞれの関連が決まっているので覚える.

10．柔道整復師免許証または免許証明書の返納および提出 ■■■■■

□①登録の削除，②免許を取り消された時，③免許証の書換え交付を申請する時，④免許証の再交付を申請する時である.

11．柔道整復師国家試験 ■■■■■

□柔道整復師国家試験を行うのは，厚生労働大臣である.
□厚生労働大臣は，指定試験機関を指定し，指定試験機関は国家試験を作成する.

12．試験に関しての不正があった場合 ■■■■■

□厚生労働大臣は，受験の停止または試験の無効，期間を定めて試験を受けさせないようにすることができる.
□指定試験機関は，受験の停止はできるが，試験の無効，期間を定めて試験が受けさせないようにすることはできない.

13．合格証書と合格証明書 ■■■■■

□厚生労働大臣（指定試験機関）は，試験に合格した者に合格証書を交付する.
□試験に合格した者は，厚生労働大臣（指定登録機関）に合格証明書の交付を申請することができる.なお，合格証明書は申請しないともらえない.

D．柔道整復師の業務

1．業務の禁止 ■■■■■

□医師である場合を除き，柔道整復師でなければ業として柔道整復を行ってはならない.なお，柔道整復は医師と柔道整復師のみに許された独占的な業務である（業務独占）.

2. 業務範囲 ■■■■■

□柔道整復師の業務は，脱臼，骨折，打撲，捻挫などに対して行う．

3. 施術の制限 ■■■■■

□上記の4つの施術を行うことができるが，脱臼または骨折の患部には，医師の同意を得ていない場合は施術ができない．

□生命・身体に重大な危害をきたすおそれがある際，柔道整復師がその業務の範囲内で患部を整復する行為（応急手当）は，この限りではない．ただし，応急手当後，医師の同意を得ずに引き続き施術をすることはできない．

4. 医師の同意 ■■■■■

□同意を得る医師は，歯科医師以外の医師である．

□医師であれば，眼科医でも内科医でもよいが，以下が必要となる．
- ・同意の方法は，書面でも口頭でもよい．
- ・同意は，患者が医師から得てもよいし，施術者が直接医師から得てもよい．
- ・医師が当該患者を診察することが条件となる（医師法の無診察治療の禁止のため）．

5. 秘密を守る義務（守秘義務） ■■■■■

□正当な理由がなく業務上で知りえた秘密を漏らしてはならない（守秘義務）．

□守秘義務は，柔道整復師法により規定され，柔道整復師でなくなった後も継続する．

□刑法規定では，医師，薬剤師，助産師，弁護士の守秘義務は刑法で規定される．

6. 都道府県知事の指示 ■■■■■

□衛生上，害を生ずるおそれがあると認める時は，柔道整復師に対し，その業務に関して必要な指示をすることができる．

□この指示に違反した場合は，30万円以下の罰金に処せられる．

□衛生上，害を生じるおそれとは，施術の方法または対象が明らかに不適当な場合や，施術によって他の疾病を伝染するおそれがある場合などがある.

E.　施術所

1.　施術所を開設した時　■ ■ ■ ■ ■

□施術所を開設した場合，開設後 10 日以内に所在地の都道府県知事，もしくは保健所を設置する市または特別区の市長または区長に届け出なければならない．変更が生じた場合も同様である．

2.　届出事項　■ ■ ■ ■ ■

□届け出をする際に必要な事項を，以下に示す．
- ・開設者の氏名・住所（法人では名称および事務所の所在地）．なお，性別は必要とせず，また開設者は柔道整復師である必要もない．
- ・開設年月日．
- ・名称．
- ・開設場所．
- ・業務に従事する柔道整復師の氏名．なお，受付などのスタッフ名は必要ない．
- ・構造設備の概要および平面図．

3.　施術所の休止・廃止または再開　■ ■ ■ ■ ■

□施術所を開設した者が，その施術所を休止または廃止した日から10日以内に，施術所のある所在地の都道府県知事，もしくは保健所を設置する市または特別区の市長または区長にその旨を届ける．
□開設者の氏名が変更された場合，届出事項変更の届け出だけを行う．
□施術所の譲渡や相続であれば，施術所の廃止届出を提出した後に，新たに施術所の開設届出をしなければならない．

4.　罰　則　■ ■ ■ ■ ■

□開設・休止・廃止・再開の届出や変更の届出をしない，もしくは虚偽の届出をした場合は，30 万円以下の罰金に処せられる．

5. 構造設備 ▪▪▪▪▪

□基本設備基準として，以下の事項がある．
- ・6.6 平方メートル以上の専用の施術室を有すること．
- ・3.3 平方メートル以上の待合室を有すること．
- ・施術室は，室面積の 1/7 以上に相当する部分を外気に開放しえること．なお，代わるべき換気装置がある時は，その限りでない．
- ・施術に用いる器具，手指などの消毒設備を用いること．

□衛生上で必要な措置として，①常に清潔に保つ，②採光，照明，換気を十分にとる必要がある．

6. 施術所に対する監督 ▪▪▪▪▪

□施術所に対する監督は，施術所の所在地がある都道府県知事が行う．
□都道府県知事は職員を指名し，施術所の構造設備や衛生上の措置の実地状況を立入検査させることができる．
□職員は，身分証明書を携帯し，請求があった際に提示する．
□立入検査の権限は，犯罪捜査のためであってはならない．
□報告をしない，虚偽の報告，検査を拒み・妨げ，もしくは忌避した者は，30 万円以下の罰金に処せられる．

7. 施術所の使用制限など ▪▪▪▪▪

□施術所の構造設備の不適合，衛生上で必要な措置が講じられていない時には，以下を命ずることができる．
- ・期間を定めて，当該施術所の全部または一部の使用制限もしくは禁止．
- ・当該構造設備の改善．
- ・当該衛生上の措置を講ずべき旨．

□この処分または命令に違反した者は，30 万円以下の罰金に処せられる．

F. 広告

1. 広告の制限 ▪▪▪▪▪

□次の事項を除いた広告をしてはならない．①柔道整復師である旨ならびにその氏名および住所．②施術所の名称，電話番号および所在の

場所を表示する事項. ③施術日または施術時間. ④その他, 厚生労働大臣が指定する事項.

2. 広告可能事項 ■ ■ ■ ■ ■

□次の事項は, 広告が可能である. ①ほねつぎ (接骨), ②施術所の開設届を出したこと, ③医療保険療養費支給申請ができる旨, ③予約の有無, ④休日・夜間営業の有無, ④出張による施術の実施 (往診など), ⑤駐車場の有無・場所, ⑥案内を示す地図.

3. 広告禁止事項 ■ ■ ■ ■ ■

□次の事項は, 広告が禁止である. ①各種保険の取り扱いの有無, ②経歴, 流派, 役員などの肩書, ③○○に効くなどの特定症状への宣伝.

4. 名称の制限 ■ ■ ■ ■ ■

□医師法に反する者. 医師でない者が, 医師またはこれに紛らわしい名称を禁止する. 例えば, 接骨医などの○○医といった名称は禁じられている.

□医療法に反する者. 病院, 診療所, 助産所と紛らわしい名称の禁止をする. 例えば, 接骨治療院や接骨科療院などの○○療や○○科が入る名称は禁じられている.

□許されるものとしては, ほねつぎ, 柔道整復院, 接骨院などがある.

G. 罰　則

1. 罪刑法定主義 ■ ■ ■ ■ ■

□刑罰を示す旨を定めた成文の法律がなければ, 処罰することができない原則である.

2. 刑罰不遡及主義 ■ ■ ■ ■ ■

□刑罰が成文で定められる以前になされた行為に対しては, その刑罰が科せられないものとする.

□刑罰は, 次の3つに分けることができる. ①生命刑である死刑, ②身体の拘束をする自由刑 (懲役, 禁固, 拘留), ③金銭をはく奪する財

産刑（罰金，科料）の3つである.

□刑罰の重さは，死刑＞懲役＞禁固＞罰金＞拘留＞科料の順となっている.

3. 1年以下の懲役または50万以下の罰金に処せられる者 ■ ■ ■ ■ ■

□指定登録機関役員などの秘密保持義務違反.

□指定登録機関および指定試験機関の事務停止命令違反.

□不正の採点をした柔道整復師試験委員.

□指定登録機関・登録試験機関の情報漏洩や改竄，命令無視.

4. 50万円以下の罰金に処せられる者 ■ ■ ■ ■ ■

□医師以外のもので，無免許で柔道整復を業とした者.

□正当な理由なしに業務上知りえた秘密を漏らした柔道整復師，または元柔道整復師.

□虚偽または不正の事実に基づいて免許を受けた者.

□柔道整復師の守秘義務違反と本来，柔道整復師免許をもたない者が起こした違反.

5. 30万円以下の罰金に処せられる者 ■ ■ ■ ■ ■

□柔道整復師が医師の同意をえずに，脱臼または骨折の患部に施術した者.

□厚生労働大臣が命じた業務の停止命令に違反した者.

□都道府県知事から衛生上，害を生じるおそれがあると認められ，出された業務に関して必要な指示に違反した者.

□柔道整復師免許をもつ者が行った違反と施術所関連の違反.

6. 6ヵ月以下の懲役または10万円以下の罰金に処せられる者 ■ ■ ■ ■ ■

□刑法における守秘義務違反.

7. 両罰規定 ■ ■ ■ ■ ■

□柔道整復師法に違反する行為を行った本人のみでなく，行為者を使用している人や法人にも刑を科することがある.

H.　指定登録機関および指定試験機関

1.　指定登録機関　▪▪▪▪▪

□厚生労働大臣は，指定する者に登録事務を行わせることができる．
□柔道整復師名簿を備えるのは，指定登録機関である．

2.　指定登録機関の行う登録事務　▪▪▪▪▪

□柔道整復師免許の申請を受けて免許証明書を交付する．
□柔道整復師名簿を備え，柔道整復師の免許に関する事項を登録する．
□名簿の訂正，削除，登録，再免許時の登録などを行う．
□免許の返納，書き換え交付，再交付などを行う．

3.　指定登録機関の秘密保持義務　▪▪▪▪▪

□登録事務の際に知りえた秘密を現職の時も，退職後も漏らしてはならない．
□違反した場合，1年以下の懲役または50万円以下の罰金に処せられる．

4.　指定登録機関が行った処分などに係る不服申し立て　▪▪▪▪▪

□登録事務に係る処分に不服がある者や，その不作為に不服のある者は，行政不服審査法による審査請求を厚生労働大臣に対して行うことができる．

5.　指定試験機関　▪▪▪▪▪

□厚生労働大臣は，指定する者に試験事務を行わせることができる．

6.　指定試験機関の秘密保持義務　▪▪▪▪▪

□指定登録機関の規定を準用する．
□違反したものは，1年以下の懲役または50万円以下の罰金に処せられる．

7.　柔道整復師国家試験　▪▪▪▪▪

□国家試験を実施するのは厚生労働大臣である．国家試験問題の作成は，厚生労働省におく柔道整復師試験委員に行わせる．

□指定試験機関は，受験の停止をさせることはできる．しかし，その試験の無効の判断はできない．

□厚生労働大臣は，受験の停止，試験の無効，期間を定めた受験の禁止が行える．

□現在の指定登録機関と指定試験機関は，ともに公益財団法人柔道整復研修試験財団の管轄下にある．

第5章
その他医事法規

A．医師法 ───────── □□□□□

□絶対的欠格事由（絶対に免許を与えない）として，未成年者があげられる．

□相対的欠格事由（免許が与えないことがある）は，以下の4つがあげられ，一つでも該当する場合は，免許の取消または業務停止となることがある．

①心身の障害により医師の業務を適正に行うことができないものとして厚生労働省令で定める者．

②麻薬・大麻・アヘンの中毒者．

③罰金以上の刑に処せられた者．

④前号に該当する者を除き，医事に関し，犯罪または不正の行為のあった者．

□医師として相対的欠格事由に該当，または品位を損なうような行為がある場合は，免許の取消，業務停止などの処分を受ける．

□厚生労働大臣は，行政処分を受けた者で，再免許を希望する者に対して，再教育研修を受けるよう命ずることが可能である．

□医師は2年以上，医学を履修する過程をおく大学に付属する病院，または厚生労働大臣の指定する病院において臨床研修を受けなければならない．

□医師は，正当な事由なしに診察治療の求め，診断書，検案書，出生証明書，死産証書などの交付の求めを拒めない．これを応招義務という．医業報酬の不払いでも，ただちに理由としての拒否をできない．正当な事由とは，医師の不在，病気などにより事実上診察不可能な場合などに限られる．

□医師は，自ら診察を行い，治療，診断書，検案書，出生証明書，死産証明書などを交付する．よって，患者を自ら診察しない無診察治療などは禁止されている．また，診察をした際には本人，または保護者に対して保健指導を行わなければならない．

□診療録は，診察時に診療録を記載し，最終診療日から5年間保存しなければならない．なお，柔道整復師の施術録の保存期間も5年である．

B. 歯科医師法 ──────── □□□□□

□医師と同じく，歯科医師にも絶対的欠格事由と相対的欠格事由が存在する．
□歯科医師は，1年以上の研修がある．
□厚生労働大臣は，行政処分を受けた者に対して再教育研修を受けるよう命ずることが可能である．

C. 保健師助産師看護師法

1. 保健師 ■■■■■

□厚生労働大臣の免許を受け，保健師の名称を用いて保健指導に従事することを業にする者をいう．

2. 助産師 ■■■■■

□厚生労働大臣の免許を受けて，助産または妊婦，褥婦，もしくは新生児の保健指導を行う．
□疼痛緩和などの目的による乳房マッサージや妊婦，褥婦に対して保健指導を行う．

3. 看護師 ■■■■■

□厚生労働大臣の免許を受けて，傷病者もしくは褥婦に対する療養上の世話または診療の補助を行うことを業とする者をいう．

4. 准看護師 ■■■■■

□都道府県知事の免許を受けて，医師・歯科医師または看護師の指示を受けて看護師と同様のことを業とする者をいう．

D. 診療放射線技師法 ──────── □□□□□

□厚生労働大臣の免許を受けて，医師または歯科医師の指示の下に放射線を人体に対して照射することを業とする者をいう．

E. 理学療法士および作業療法士法 ── □□□□□

□理学療法とは，身体に障害のある者に対し，その基本的動作能力の回復を図るために物理的手段を加えることを業とする者をいう．
□作業療法士とは，医師の指示のもとに作業療法を行うことを業とする者をいう．

F. 薬剤師法 ────────────── □□□□□

□薬剤師も再免許の際に再教育研修を受けるように命じられることがある．

G. 名称・業務独占 ─────────── □□□□□

□各医療職種に関する名称・業務独占について表1に示す．

表1　名称独占および業務独占の一覧表

名称・業務独占	名称独占	業務独占
・医師 ・歯科医師 ・助産師 ・看護師・准看護師 ・診療放射線技師 ・歯科衛生士 ・薬剤師	・保健師 ・理学療法士 ・作業療法士 ・救急救命士 ・視能訓練士 ・臨床検査技師 ・臨床工学技士 ・言語聴覚士 ・義肢装具士	・あん摩マッサージ指圧師 ・はり師 ・きゅう師 ・柔道整復師 ・歯科技工士

※名称独占は保健師，理学療法士，作業療法士の3つが国試ではよく問われやすい

H. 免許の再取得について ──────── □□□□□

□免許の取消処分を受けた者は，再免許を受けようとする際に厚生労働大臣または都道府県知事の命令により再教育研修を受ける場合がある．
□医師，歯科医師，薬剤師，保健師，助産師，看護師に対しては厚生労働大臣が，准看護師に対しては都道府県知事が再教育研修を命じることが可能である（表2）．

**表2　処分を受けた者に対する再教育研修が必要な職種と
その命令を出す者**

厚生労働大臣	都道府県知事
医師，歯科医師，薬剤師，保健師，助産師，看護師	准看護師

I. 医療法

□医療法は，病院，診療所，助産所などの施設の開設・管理などを規定する．

1. 病院・診療所の定義（第1条の5）　■■■■■

□病院とは，医師または歯科医師が医業または歯科医業を行う場所であって，20人以上の患者を入院させるための設備を有する施設をいう．

□診療所とは，医師または歯科医師が医業または歯科医業を行う場所であって，19人以下の患者を入院させるための施設を有する施設，もしくは入院させる施設を有さない施設をいう．

□助産所は，妊婦，産婦，褥婦10人以上の入所施設を有してはならない．

2. 地域医療支援病院　■■■■■

□地域医療支援病院とは，地域における医療の確保のために必要な支援に関して，以下に掲げる要件に該当する施設をいう．
  ・救急医療を提供する能力を有する．
  ・200人以上の患者を入院させるための施設を有する．
  ・承認は，都道府県知事にある．

3. 特定機能病院　■■■■■

□病院であって，以下に掲げる要件に該当する施設をいう．
  ・高度の医療を提供する能力を有する．
  ・厚生労働省令で定める診療科名を有する（16科）．
  ・400人以上の患者を入院させるための施設を有する．
  ・承認するのは，厚生労働大臣である．

第5章　その他医事法規

39

4．病床の種類　■■■■■

- □①精神病床：精神疾患を有する者を入院させる.
- □②感染症病床：結核を除く感染症患者，新感染症の所見がある者を入院させる.
- □③結核病床：結核の患者を入院させる.
- □④療養病床：主として長期にわたり療養を必要とする患者を入院させる.
- □⑤一般病床：上記の①～④の項目に掲げる病床以外のもの.

5．医療安全支援センター（第 6 条の 11）　■■■■■

- □医療に関する苦情に対応し，相談または必要に応じて助言を行う.
- □医療の安全の確保に関し，必要な情報の提供を行う.
- □管理者または従業者に対し，医療の安全に関する研修を実地する.
- □当該都道府県などの区域内における医療の安全の確保のために必要な支援を行う.
- □役割の説明文に，苦情や安全とついたら医療安全支援センターが，事故とついたら医療事故調査支援センターが対応する.

第6章
柔道整復の診察・整復・固定

A. 定型的鎖骨骨折の診察・整復・固定

1. 診察・整復

□定型的鎖骨骨折は, 鎖骨の中外 1/3 境界部に発生する.

□原因は, 介達外力が多い.

□肩関節外転位・肘関節伸展位・手掌をついて転倒した際に, 介達外力で発生する.

□疼痛緩和肢位として, 頭部は患側（胸鎖乳突筋弛緩）に傾け, 肩を下垂（上肢自重）し, 肩幅が減少（大胸筋, 小胸筋）する.

□近位骨片は上後方（胸鎖乳突筋）, 遠位骨片は下垂（上肢重量）, 短縮転位（大胸筋, 小胸筋）となる.

□小児では, 上方凸変形の不全骨折となる.

□合併症では, 腕神経叢損傷, 鎖骨下動脈損傷, 胸膜・肺尖損傷がある.

□整復法は, 患者を座位として頭部を患側に傾ける（胸鎖乳突筋弛緩）, 第1助手は患者後方の位置で短縮転位を除去する, 第2助手は患側の位置で下垂を除去する, 術者は患者前方の位置で遠位骨片を近位骨片に適合する.

2. 固定

□固定方法は, デゾー包帯法, セイヤー絆創膏固定法, 8字帯固定法, リング固定法, T字状副子固定法がある.

□固定期間は, 幼児の若木骨折で 2〜3 週間, 成人では 4〜6 週間である.

□セイヤー絆創膏固定法では, 腋窩枕子はテコの支点, 第1帯は短縮転位を防止, 第2帯は遠位骨片の下方転位を防止, 第3帯は骨折部を圧迫する.

□デゾー包帯の目的は, 第1帯で腋窩枕子を固定, 第2帯で上腕を胸壁に固定, 第3帯で上腕を固定, 第4帯で前腕遠位端部を吊る.

B.　上腕骨外科頸外転型骨折の診察・整復 ― □□□□□

□上腕骨外科頸外転型骨折は，高齢者に発生することが多い．
□骨折部位は，上腕骨遠位部外転，近位部軽度内転し，外科頸部に前内方凸変形がみられる．
□皮下出血斑は，経時的に上腕部内側から肘部，前胸部に出現する．
□鑑別診断は，肩関節烏口下脱臼との鑑別が必要である．
□肩関節烏口下脱臼では，三角筋の膨隆消失，肩峰下の骨頭空虚となる．
□合併症には，腋窩下動脈損傷，腋窩神経損傷がある．
□肩関節拘縮では，外転・外旋制限がみられる．
□整復法は，第 1 助手は近位骨片を上内方に牽引して肩甲骨を固定，第 2 助手は上腕を末梢牽引しながら外転させて短縮転位を整復，次に内転して内方転位を整復し，さらに遠位骨片を前方挙上させると同時に，術者は前方転位を整復する．

C.　上腕骨骨幹部三角筋付着部より遠位骨折の固定 ― □□□□□

□固定肢位は，肩関節 70〜80° 外転・30〜45° 水平屈曲・軽度外旋位，肘関節 90° 屈曲，前腕中間位とする．
□固定材料には，ミッデルドルフ三角副子（外転副子）を用いる．
□固定範囲は，肩関節から手関節まで固定する．
□固定期間は，7〜10 週（螺旋状骨折 8 週，横骨折 10 週）とする．
□遷延治癒や横骨折は，偽関節の発生に注意が必要である．
□合併症として，遅発性橈骨神経麻痺，内反変形（肘部に近い骨折）の発生に注意する．

D.　コーレス(Colles)骨折の診察・整復・固定

1.　診察・整復　　　■■■■■

□舟状骨骨折（高齢者），前腕両骨骨幹部遠位骨折・骨端線離開（小児）に注意が必要である．
□典型的変形は，背側転位（フォーク状変形），短縮転位，捻転（回外）転位，橈側転位（銃剣状変形）である．

□合併症として，尺骨遠位端部骨折，舟状骨骨折，遠位橈尺関節脱臼，月状骨脱臼がある.

□整復法には，牽引直圧法と転位が大の場合の屈曲整復法がある.

□整復法は，助手が肘関節 90°屈曲，前腕回内で橈骨部を固定し，術者は第1に捻転転位，橈側転位を除去（軸を合わせる），第2に腕橈骨筋を弛緩させて短縮転位を除去，第3に背側転位を除去して整復する.

□整復完了後は，手関節を軽度掌屈・尺屈位で整復位を維持する.

2. 固 定　■■■■■

□固定肢位は，肘関節 90°屈曲，前腕回内，手関節軽度屈曲（掌屈）・軽度尺屈とする.

□固定範囲は，上腕近位部から手 MP 関節部手前までとする.

□固定期間は，通常 4〜5 週で固定を除去する.

□合併症として，手根管症候群および長母指伸筋腱断裂の発生に注意する.

E. 第5中手骨頸部骨折の固定　□□□□□

□固定材料には，アルミ副子，合成樹脂製キャスト材，綿花，巻軸包帯を用いる.

□固定肢位は，手関節軽度伸展，MP 関節 40〜70°屈曲，IP 関節軽度屈曲とする.

□固定期間は，通常 5〜6 週である.

F. 肋骨骨折の固定　□□□□□

□固定材料は，巻軸包帯，サラシ，弾性包帯，絆創膏，厚紙副子，胸部固定帯（バストバンド）などを用いる.

□固定目的には，呼吸運動の抑制（骨折部安静），二次的損傷・転位増大の防止である.

□固定方法には，絆創膏固定（屋根瓦状固定），絆創膏と副子の併用（重度損傷時）がある.

□貼付技法は，屋根瓦状型と竹矢来状型がある.

□固定に関する留意点は, 呼気時に貼付, 下から上に向かい貼付, 起始と停止が正中線を越えることである.

□固定期間は, 通常 3〜4 週である.

G. 肩鎖関節上方脱臼の診察・整復・固定

1. 診察・整復 ■■■■■

□患者の外観は, 患側の肩幅が狭くみえ, 患肢を保持し, 頭部を患側に傾け, 動揺を防ぐ肢位をとる.

□主訴は, 脱臼部の変形, 肩鎖関節の機能障害 (上肢外転運動) を訴える.

□第 1 度損傷は, 関節部の変形がなく, 関節安定性は良好であり, 腫脹も軽度である.

□第 2 度損傷は, 肩鎖靭帯の完全断裂, 鎖骨外端部は 1/2 程度上方転位, 階段状変形, ピアノキー症状, 中等度腫脹となる.

□第 3 度損傷は, 肩鎖靭帯・烏口鎖骨靭帯の完全断裂, 鎖骨外端部の上方転位, 階段状変形の著明, ピアノキー症状の著明, 高度腫脹となる.

□鑑別診断では, 鎖骨遠位端部骨折との鑑別が必要である.

□鎖骨遠位端部骨折は, 骨折端の触知, 高度の腫脹 (階段状変形の段差が不明瞭), 軋轢音の触知, 限局性の圧痛, 経時的皮下出血斑がある.

□典型的変形として, 鎖骨肩峰端部の触知, 階段状の変形 (2 度 3 度損傷), ピアノキー症状 (反跳症状, 3 度損傷) がある.

□合併症には, 肩峰骨折や烏口突起骨折がある.

□整復法では, 助手は患肢を後上方へ引かせて体幹 (背) 部を固定, 術者は肩関節 40〜60° 外転位で上方に押し上げて鎖骨遠位端部を下方に圧迫して整復する.

2. 固　定 ■■■■■

□固定材料には, 厚紙副子, 絆創膏, 綿花枕子, 巻軸包帯, 三角巾を用いる.

□第 1 度損傷の固定法は, 絆創膏で固定と圧迫してから三角巾で提肘する.

□第 2 度損傷の固定法は, ロバート・ジョーンズ固定 (絆創膏固定) を

して肩麦穂帯を巻き，三角巾で提肘する．
□第3度損傷の固定法は，ロバート・ジョーンズ固定（絆創膏固定）を
してデゾー包帯を応用する．
□固定期間は，第1度損傷で3〜4週，第2度損傷で5〜6週，第3度損
傷で7〜8週である．
□固定の注意事項として，整復位の保持，継続的遠位部の圧迫が重要で
ある．
□指導管理として，長座位での就寝を指導する．

H. 肩関節烏口下脱臼の診察・整復・固定

1. 診察・整復　■ ■ ■ ■ ■

□患者の姿勢は，頭部を患側に傾け，患側を健側の手で支えて来院する．
□直達外力では，後方からの外力で発生する．
□介達外力では，肩関節外転・伸展の強制で発生する．
□典型的変形・所見として，上腕部は約30°外転やや内旋位で弾発性固
定，関節窩が空虚となり三角筋部の膨隆が消失して肩峰が角状に突
出し，モーレンハイム窩に骨頭を触知する．
□合併症の骨折では，大結節骨折，関節窩縁骨折（骨性バンカート損
傷），上腕骨骨頭骨折（ヒル・サックス損傷）がある．
□合併症の神経損傷では，腋窩神経麻痺（三角筋麻痺のため肩関節外転
不能），筋皮神経麻痺がある．
□合併症の血管損傷では，腋窩動脈損傷（橈骨動脈の拍動消失）がある．
□合併症の軟部組織損傷では，腱板損傷，バンカート損傷があり，ルー
ズ・ショルダーとなる．
□鑑別診断として，上腕骨外科頸（外転型）骨折との鑑別が必要である．
□上腕骨外科頸（外転型）骨折では，骨頭を肩峰下に触知でき，軋轢音
や異常可動性がみられ，肩部の腫脹は著明である．
□整復法には，ヒポクラテス法（踵骨法），コッヘル法（回転法），ステ
イムソン法（吊り下げ法），ゼロポジション牽引（130〜150°屈曲・
130〜150°外転位で肩甲棘軸の延長方向と一致）などがある．
□ヒポクラテス法（踵骨法）では，患者は背臥位，助手は両肩部を固
定，術者は踵部と足部で肩甲骨を固定して，上肢を外転・外旋方向

に牽引して，足底部を支点に内転・内旋して整復する．なお，高齢者では肩甲骨・肋骨骨折に注意する．

□コッヘル法（回転法）では，患者は座位または背臥位，助手は両肩部を固定，術者は上腕を牽引し内転させ，上腕（肩関節）を外旋・内転（前方挙上）し，最後に内旋して整復する．

□ステイムソン法（吊下げ法）では，患者は腹臥位，患肢を下垂（肩関節90°屈曲位）し，手関節部に錘をつけて放置すると骨頭が整復される．

□整復の確認として，整復音の触知，変形の消失，可動性の回復，疼痛の軽快を確認して，上肢を軽度外転および軽い他動回旋運動を行うことで確認する．

2.　固　定

□固定材料として，副子（フェルトパッド），綿花，巻軸包帯，三角巾を用いる．

□固定肢位は，肩関節軽度屈曲・内旋位とする．

□固定期間は，30代以下で反復性脱臼の予防を優先して5〜6週固定とする．40代以上で関節拘縮の予防を優先して3週固定する．

□固定範囲は，肩関節部のみとする．

□上肢の外転・外旋・伸展動作には，受傷後2〜3カ月間は注意が必要で，腱板構成筋・肩甲帯筋・肘関節周囲の筋力訓練を実施する．

□後療法で中年以降の患者は，五十肩，フローズンショルダー（凍結肩）の発生に留意する．なお，2週目からコッドマン体操（振子運動）を実施する．

□後遺症として，反復性脱臼がある．

l.　肘関節後方脱臼の診察・整復・固定

1.　診察・整復

□転倒時，肘関節に過伸展が強制されて発生する．

□合併症として，鉤状突起の裂離骨折，尺骨神経損傷，上腕動脈損傷，内側上顆骨折などがある．

□症状所見は，肘頭の後方突出，上腕三頭筋腱の索状，肘関節軽度屈曲

位（30〜40°）の弾発性固定，自動運動不能，肘頭高位（ヒューター三角の乱れ），前腕短縮がある．

□上腕骨顆上伸展型骨折との鑑別が必要である．

□肘関節後方脱臼は，青壮年に好発する（年齢で鑑別）．

□少年期の脱臼では，上腕骨内側上顆骨折を合併する．

□整復法は，患者は座位または背臥位，助手は患肢上腕部を固定，術者は前腕回外位で把持，前腕長軸末梢方向に牽引，肘関節屈曲，上腕遠位端を前方から後方，肘頭部を後方から前方へ圧迫して整復する．

□整復後に，肘関節屈曲，前腕回内・回外で確認する．

2. 固 定

□固定材料は，金属副子，ギプス等シーネ，厚紙副子，すだれ副子，包帯枕子，三角巾を用いる．

□固定肢位は，肘関節 90°屈曲，前腕中間または回内で固定する．

□固定期間は，通常は 3 週，不安定性がある場合は 4 週以上固定する．

□固定範囲は，上腕近位部から手 MP 関節部手前まで実施する．

□フォルクマン拘縮や骨化性筋炎に注意する．

□関節包や靱帯断裂（内側側副靱帯）を合併していることがある．

J. 肘内障の診察・整復 ───── □□□□□

□一般に柔道整復施術の適応となる．

□手を引っ張られて受傷するものが多い（前腕回内位，肘関節伸展位で急激に牽引）．

□患肢を前腕回内位で下垂すると，上肢を動かすことができない．

□患肢の前腕を回外強制すると疼痛が増強する（子どもでは泣き方がひどくなる）．

□腕橈関節部に限局した圧痛があり，前腕回内・回外時にバネ様の抵抗感がある．

□腫脹などの炎症所見がみられない．

□鑑別診断として，鎖骨骨折との鑑別が必要である．

□鎖骨骨折では，病児の胸部を支えて持ち上げると弓泣する．

□肘関節捻挫との鑑別は，肘関節部の腫脹と整復音で鑑別する．

□整復法は, 術者は前腕を回内または回外し, 橈骨頭を圧迫して軽い クリック音を触知し整復する.

□整復直後に, 上肢の自動運動を確認する.

□輪状靱帯が嵌頓している場合は, 整復不能となることが多い.

K. 示指 PIP 関節背側脱臼の固定 ─────── □□□□□

□固定材料は, 金属副子, 巻軸包帯, 絆創膏を用いる.

□固定肢位は, MP 関節・PIP 関節・DIP 関節 20〜30° 屈曲とする. ただし, 正中索損傷の場合は PIP 関節伸展位で固定する.

□固定期間は, 約 2 週である.

□固定範囲は, 前腕遠位部から指先端までとする.

L. 肩腱板損傷の診察 ──────────── □□□□□

□棘上筋で最も損傷が多く, 断裂部位は大結節から約 1.5 cm 近位部 (腱板疎部)に多い.

□発生機序は, 肩部の打撲 (直達外力) と上腕骨大結節の肩峰への衝突 (介達外力) がある.

□原因として, 加齢による変性, 使いすぎ (overuse), 軽微な外力などで発生する.

□症状所見では, 受傷時に疼痛があり, その後に軽快し, 不意の動作で激痛を起こす.

□肩関節 60〜120° 外転で疼痛が生じる.

□肩関節 90° 屈曲位で上腕を内旋・外旋すると疼痛が発生する.

□症状所見として, 上腕骨大結節部の圧痛, 夜間痛, 陥凹触知 (完全断裂), 屈曲・外転運動制限, 肩関節の外転保持不能 (機能障害) となる.

□検査法は, 有痛弧徴候, クレピタス, インピンジメント徴候, ドロップアームサイン, リフトオフテストがある.

M. 上腕二頭筋長頭腱損傷の診察 ─────── □□□□□

□上腕二頭筋腱の張力を超えた収縮, 緊張した上腕二頭筋に対して突然

の強い伸展力で発生する.

□肩関節の外転・外旋運動で小結節に上腕二頭筋長頭腱が接触し，摩擦で炎症が発生する.

□症状所見として，断裂音，上腕二頭筋が近位に移動，腱性の索状物触知，夜間痛が出現する.

□腱板断裂との鑑別が必要であり，ドロップアームサイン，ペインフルアークサインで鑑別する.

□検査法は，ヤーガソンテスト，スピードテストがある.

□ヤーガソンテストは，肘関節 90° 屈曲，前腕回内から抵抗下で前腕回外運動をさせると，結節間溝部に疼痛が出現する検査法である.

□スピードテストは，肘関節伸展，前腕回外，肩関節 45° 屈曲位で，肩関節屈曲運動をさせて抵抗を加えると，結節間溝部に疼痛が出現する検査法である.

N. 大腿部打撲・肉ばなれ（大腿四頭筋・ハムストリングス）の診察

1. 大腿部打撲　　　　　■ ■ ■ ■ ■

□大腿部打撲は，大腿部前面に多く発生する.

□軽度損傷では，膝関節は 90° 以上屈曲が可能である.

□中等度損傷では，膝関節が 90° まで屈曲できない.

□重度損傷では，膝関節が 45° まで屈曲できない.

□経過が長期となり，骨化性筋炎や筋組織拘縮が発生すると膝関節屈曲制限を残す.

2. 大腿四頭筋の肉ばなれ　　　■ ■ ■ ■ ■

□大腿四頭筋の肉ばなれは，大腿直筋に多く発生する.

□大腿四頭筋の肉ばなれは，股関節伸展，膝関節屈曲で収縮させた時に発生する.

□症状は，膝関節の屈曲制限があり，皮下出血斑は 24 時間以内には現れにくい.

□軽度損傷は，膝関節 90° 以上屈曲が可能である.

□中等度損傷は，膝関節 90° 未満の屈曲制限がある.

□重度損傷は，膝関節 45°以下の屈曲制限がある.
□検査時には，「尻上がり現象」のトリックモーションに注意する.

3. ハムストリングスの肉ばなれ ■■■■■

□ハムストリングスの肉ばなれは，遠心性収縮時に筋腱移行部で発生する.
□検査法は，タイトネス（筋緊張）テスト（背臥位），SLR（下肢伸展挙上テスト），疼痛誘発検査がある.

O. 膝関節側副靱帯損傷の診察 ──────── □□□□□

□内側側副靱帯損傷が多く，前十字靱帯損傷，内側半月板損傷の合併が多い.
□発生機序は，強い外反力で内側側副靱帯が損傷される.
□症状所見は，受傷時に断裂音（ポップ音）を自覚し，内側側副靱帯損傷により外反動揺性が出現する.
□検査法は，側方動揺性テスト（外反−内反），膝関節不安定性テスト（外反ストレステスト），牽引アプライテスト，グラビティテストがある.

P. 膝関節十字靱帯損傷の診察

1. 前十字靱帯損傷 ■■■■■

□非接触型が多く，10 代の女性に好発する. 接触型では，膝関節に外転・回旋が強制され発生する.
□症状として，前方動揺性，受傷時にポップ音，内側側副靱帯損傷と半月板断裂を合併，高度な関節血腫などがある.
□検査法は，前方引き出しテスト，ラックマンテスト，N−テスト，ラテラルピボットテストがある.

2. 後十字靱帯損傷 ■■■■■

□交通事故（ダッシュボード損傷，オートバイ事故），スポーツ活動中の激しい接触などで発生する.
□症状所見は，膝の不安定感と動作時に膝後面に疼痛がある.

□検査法は，後方引き出しテスト，後方落ち込み徴候（サグサイン）が
ある．

Q. 膝関節半月板損傷の診察 ─────── □□□□□

□若年者では，スポーツ活動で受傷が多く，屈伸運動時に下腿回旋が加
わり発生する．

□内側半月板の損傷が多く，内側側副靱帯損傷や前十字靱帯損傷を合併
する．

□症状所見は，関節裂隙に圧痛，嵌頓症状，クリック音，長期で大腿四
頭筋の萎縮もある．

□検査法は，マックマレーテスト，圧迫アプライテスト，ワトソン・
ジョーンズテスト，ステインマンテストがある．

R. 膝関節内側側副靱帯損傷の固定 ───── □□□□□

□固定材料には，金属副子，合成樹脂製キャスト材，厚紙副子，絆創膏
（非伸縮性テープ），下巻き材，巻軸包帯，綿花を用いる．

□固定肢位は，膝関節軽度屈曲位で実施する．

□固定期間は，第1度損傷（不安定性ない）では2〜3週包帯固定，第
2度損傷（軽度不安定性）では2〜4週シャーレ固定，第3度損傷
（著明な不安定性）では靱帯縫合術（損傷後2週以内に実施）を適応
する．

S. 下腿三頭筋の肉ばなれの診察 ───── □□□□□

□患側のすり足歩行は可能であるが，つま先立ちが不能となる．

□腓腹筋内側頭の筋腹からアキレス腱への筋腱移行部に好発する（テニ
スレッグ）．

□30歳を境に年代が高くなるほど，発生頻度が高い（ゴルフや加齢の
影響）．

□膝関節伸展・足関節伸展（背屈）で，腓腹筋に遠心性収縮が起こる時
に発生する．

□足関節を他動的伸展（背屈）強制，抵抗下での自動的屈曲（底屈）で疼痛が誘発・増強する．

□アキレス腱断裂では，トンプソンテストを行う．

T.　アキレス腱断裂の固定 ——————— □□□□□

□固定肢位は，膝関節屈曲位，足関節自然下垂位とする．

□固定範囲は，大腿中央部から足 MP 関節部手前までである．

□固定は，受傷後 2〜3 週で下腿近位部以下の固定へ変更し，受傷後 4〜5 週で足関節軽度屈曲（底屈）位にて部分荷重（ヒール装着）で歩行開始する．

□固定の除去は，受傷後 6 週を目安とする．

U.　足関節外側靱帯損傷の診察 ————— □□□□□

□前距腓靱帯の単独損傷が多い．

□発生機序は，足部の内返し強制で発生する．

□症状所見は，足関節外果部前方から下方に強い腫脹・圧痛，足部の内返し強制で疼痛増強，陥凹触知，前方引き出し症状がある．

□第 1 度損傷では，靱帯線維の微小損傷，関節不安定性は認めない．

□第 2 度損傷では，靱帯部分断裂，機能障害，軽度〜中等度の不安定性がみられる．

□第 3 度損傷では，靱帯完全断裂，高度の機能障害，著明な不安定性がみられる．

□検査法は，前方引き出し検査，内反動揺検査がある．

□X 線像距骨傾斜角検査は，正常で 5° 程度の傾斜，5〜15° で前距腓靱帯断裂と推測，15〜30° で前距腓靱帯・踵腓靱帯断裂と推測，30° 以上で完全断裂と推測する．

V. 足関節外側靱帯損傷の固定 ────── □□□□□

□固定材料は，テープ，アンダーラップ，巻軸包帯，金属副子，ギプス
　等シーネ，厚紙副子，テープ，包帯，枕子を用いる.
□固定肢位は，足関節 0°位で固定する（足部内返し運動を制限）.
□固定は，テープ（スターアップ）を下腿部内側から貼付し，包帯・合
　成樹脂製キャスト材は遠位側から巻く.
□固定期間は，前距腓靱帯部分断裂で約 3 週，前距腓靱帯・外側側副靱
　帯完全断裂で 6〜8 週とする.
□固定時は，腓骨神経麻痺を注意する.
□後療法では，長腓骨筋・短腓骨筋・第 3 腓骨筋の筋力強化で外反力を
　強化する.

W. 下腿骨骨幹部骨折の固定 ────── □□□□□

□固定材料は，ギプス，クラーメル金属副子，副木，厚紙副子，ブラウ
　ン架台などを用いる.
□固定肢位は，膝関節 30〜40°屈曲，足関節 0〜20°屈曲（底屈）とする.
□固定中は，コンパートメント症候群（区画症候群）の発生，腓骨神経
　麻痺（腓骨頭，踵骨隆起に枕子）に注意する.
□固定範囲は，大腿中央部から足 MP 関節部手前までとする.
□固定期間は，通常 8〜10 週である. 下腿骨骨幹部中央・遠位 1/3 境界
　部骨折では，さらに 1〜2 週を要する.

第7章
包帯法

A. 固定材料

1. 固定材料の種類

□固定材料の種類は，硬性材料と軟性材料に大別される．

□硬性材料と軟性材料を表1に示す．

表1 硬性材料と軟性材料

硬性材料	軟性材料
・金属副子（クラーメル副子，アルミ副子） ・副木〔スダレ（簾）副子，呉氏副子〕 ・合成樹脂副子（キャスト材） ・厚紙副子 ・ギプス	・包帯 ・三角巾 ・絆創膏（テーピング，キネシオ） ・ガーゼ ・綿花 ・サポーター

2. ギプス

□ギプス固定は，焼石膏（半水石膏）を目の粗いガーゼに塗布してロール状にしたものである．

□ギプス固定における焼石膏（半水石膏）の硬化は，水との水和反応（熱を伴う）によって生じる．

□ギプス固定の目的を表2に示す．

表2 ギプス固定の目的

①整復位保持と再転位の防止
②患部の安静保持
③患部の可動域を制限し，損傷組織の良好な治癒環境の確保
④変形の防止と矯正

□ギプス固定には，有褥ギプス，無褥ギプス，有窓ギプス，歩行ギプス，ギプス副子（ギプスシャーレ）などがある．

3. 巻軸包帯 ▪▪▪▪▪

□ 巻軸包帯は，2～8 裂に分けられる．
□ 巻軸包帯は，幅 31～33.5 cm，長さ約 9 m のさらし木綿を縦に 2～8 等分に裂き，巻軸状にしたものである．
□ 巻軸帯には，表面と裏面がある．
□ 巻軸包帯各部の名称を図 1 に示す．

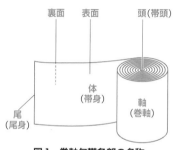

裏面　表面　頭(帯頭)

体
(帯身)

軸
(巻軸)

尾
(尾身)

図 1　巻軸包帯各部の名称

4. 弾性(伸縮性)包帯とガーゼ包帯 ▪▪▪▪▪

□ 巻軸包帯は，一般に木綿包帯であるが，目的によって弾性包帯やガーゼ包帯を使う場合がある．
□ 弾性包帯は，腫脹の軽減や関節の軽い固定を目的に利用される．
□ ガーゼ包帯は，体幹の被覆に利用される．

5. 三角巾 ▪▪▪▪▪

□ 1 辺 90～100 cm の正方形の布の対角線上を切ると，2 枚の三角巾ができる．
□ 三角巾は，提肘として用いられることが多く，両端を前胸部で交差させないで頸部で結ぶ方法と，交差させて頸部で結ぶ方法があり，結び目は正中から外す．
□ 応急処置として，巻軸包帯の代わりに頭部・体幹・四肢の損傷部に使用されることもある．
□ 三角巾を図 2 に示す．

第7章　包帯法

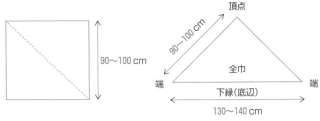

図2　三角巾

6. 絆創膏　■ ■ ■ ■ ■

□絆創膏は，布または紙に粘着性物質を塗布させたものである.

□絆創膏には，伸縮性のものと非伸縮性のものがあり，骨折，脱臼，捻挫などの固定や牽引などに利用される（絆創膏牽引）.

□紙絆創膏は，包帯や固定材料の支持・固定として利用されることが多い.

7. テープ　■ ■ ■ ■ ■

□医療やスポーツ現場で用いられるテープは，綿テープに粘着性をもたせたもので柔軟性があり，ロール状で使用が簡便である.

□テーピングは，動かすと疼痛を生じる方向に固定し，動かしても疼痛を生じない方向は制限しない技法である.

□テーピングの目的は，損傷部の固定などの治療，外傷や障害の予防，固定除去後のテープによる保護，患部の安静などの応急処置などである.

8. さらし(晒)による固定　■ ■ ■ ■ ■

□さらし（晒）による固定は，肋骨骨折の固定や腰部の固定などの体幹部の固定に利用される.

□腹帯はさらしを用い，開腹術後などに創部の保護・固定を目的に行われ，巻軸帯よりも便利である.

B. 包帯の巻き方の基礎 ──────── □□□□□

□右手で帯頭を持ち，左から右へと巻いていく方法が順巻きである．

□左手で帯頭を持ち，右から左へと巻いていく方法が逆巻きである．

□巻軸帯の表（内）面を表にして巻く方法が表巻きであり，巻軸帯の裏（外）面を表にして巻いていく方法が裏巻きである．

□通常は，順巻きの表巻きを原則とする．

□巻き始め部は，環行帯で巻き，螺旋帯などで巻き進めて，環行帯で巻き終わる．

□原則，四肢においては遠位部から近位部に向かって巻き進める．

□ゆるい包帯は脱落する場合があり，きつい包帯は循環障害を生じさせる場合がある．

□包帯を巻く場合は，転がし局所表面に均等な圧が加わるように巻く．

□特に紡錘形に近い部位に包帯を施す場合，接触面が不均等になりやすいため，麦穂帯または折転帯などを選択する．

□きれいに巻けた包帯は，心理的によい影響を患者に与え，患者の信頼を得ることができる．

C. 基本包帯法 ──────────── □□□□□

□第1行の上に第2行を重ねて巻く方法を環行帯という．

□第1行に第2行を 1/2 から 2/3 重ねて走行する巻く方法を螺旋帯という．

□上行（求心性）螺旋帯は，遠位から近位に向けて進むものいう．

□下行（遠心性）螺旋帯は，近位から遠位に向けて進むものをいう．

□第1行と第2行の間に，間隔を空けて螺旋状に巻いていく方法を蛇行帯という．

□蛇行帯は，下巻きや副子の一次固定などに使用される．

□包帯を折り返しながら巻く方法を折転帯という．

□折転帯は，包帯の走行を変更する場合，太さが均一でない部位を巻く場合，包帯の浮き上がり防止に使われる．

□亀甲帯と麦穂帯は8字になるように巻くが，亀甲帯では交点が重なり，麦穂帯では交点が重ならない．

□亀甲帯（扇状帯）は，「屈伸運動を行う関節（肘関節や膝関節）」「一定の可動性を残す場合」に使われる．

□亀甲帯には，離開（遠心性）亀甲帯と集合（求心性）亀甲帯がある．

□離開（遠心性）亀甲帯は，関節中央より開始し，順次に外に開いていく巻き方である．

□集合（求心性）亀甲帯は，関節の外から中央に向かって巻く方法である．

□麦穂帯（人字帯，スパイカ巻）は，体幹に連結する関節である肩関節や股関節また足関節や手関節などに使われる．

□麦穂帯は，巻く部位の上下に太さの差がある場合などに使用される．

□麦穂帯には，上行麦穂帯と下行麦穂帯がある．

□上行麦穂帯は，上腕または大腿から始まり，遠位から近位に向けて巻く方法である．

□下行麦穂帯は，上腕または大腿から始まり，近位から遠位に向けて巻く方法である．

□各包帯法を図3に示す．

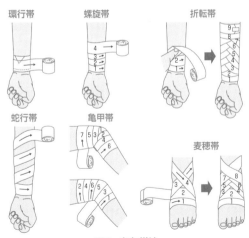

図3　各包帯法

D. 冠名包帯 ———————————— □□□□□

□冠名包帯法には，デゾー包帯，ヴェルポー包帯，ジュール包帯の3種
　類ある.

□肩関節を強制内転位に固定する巻き方をヴェルポー包帯という.

□デゾー包帯は，鎖骨骨折の包帯法で，第1〜4帯により構成される.

□デゾー包帯における第1〜4帯の目的を表3に示す.

表3　デゾー包帯における第1〜4帯の目的

①第1帯が枕子の固定
②第2帯が患肢の固定
③第3帯が患部の固定と患肢の保持
④第4帯が患肢の吊り下げ

第Ⅱ部
各試験科目別問題

 第1章　解剖学

 第2章　生理学

 第3章　運動学

第1章
解剖学

A. 人体の構成

1. 細　胞

□細胞は生命の基本単位であり，人体は約60兆個の細胞で構成される.
□細胞は，細胞質や核などから構成され，細胞膜で囲まれる（図1）.

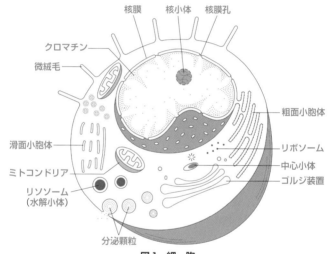

核膜　　核小体　　核膜孔

クロマチン

微絨毛

滑面小胞体

ミトコンドリア

リソソーム
（水解小体）

分泌顆粒

粗面小胞体

リボソーム

中心小体

ゴルジ装置

図1　細　胞

□核には，遺伝情報であるDNA（デオキシリボ核酸）が存在する.
□DNAを構成する塩基は，アデニン（A），チミン（T），グアニン（G），シトシン（C）である.
□RNA（リボ核酸）を構成する塩基は，アデニン（A），ウラシル（U），グアニン（G），シトシン（C）である.
□DNAは2本鎖であるが，RNAは1本鎖である.

□核膜は，2重の膜であり，多数の核膜孔が存在している.

□核には，リボソームRNA合成に関与する核小体が存在する.

□細胞膜は，主にリン脂質の2重層で構成される.

□細胞膜には，さまざまな働きをもつ各種の蛋白質が存在する.

□特定の物質だけをとおす細胞膜の性質を選択的透過性という.

□細胞質中には，特定の構造と特定の機能をもつ細胞小器官が存在する（表1）.

表1　細胞小器官の機能

細胞内小器官	機　能
ミトコンドリア	アデノシン三リン酸（ATP）を合成する
粗面小胞体	蛋白質合成に関与し，リボソームが表面に付着する
滑面小胞体	ステロイドホルモン産生やカルシウムの貯蔵などに関与する
ゴルジ装置	分泌蛋白顆粒の濃縮に関与する
リボソーム	蛋白質を合成する
リソソーム	細胞内消化に関係する
中心小体	有糸分裂に関係する

2. 組　織

□同様な形態や機能をもつ細胞が集合し，組織を形成する.

□組織には，上皮組織，支持組織，筋組織，神経組織の4つが存在する.

□身体の表面を覆う組織が上皮組織である（表2）.

□組織や器官の間を埋め，身体の機能を支える組織を支持組織という.

□組織は，細胞成分と細胞成分が産生した細胞間質によって構成される.

□支持組織は，細胞成分に比べて細胞間質の割合が多い.

□支持組織は，さらに結合組織，軟骨組織，骨組織，血液・リンパからなる.

□結合組織は，線維性蛋白質の間に細胞が散在する構造である. なお，線維性蛋白質とは膠原線維や弾性線維を，細胞とは線維芽細胞などをいう.

□結合組織は，疎性結合組織，密性結合組織，脂肪組織などに分類される（図2〜3，表3）.

表2 上皮組織と存在部位

上皮組織の種類	存在部位	模式図
単層扁平上皮	血管内皮	
重層扁平上皮	表皮, 口腔, 食道	
単層立方上皮	甲状腺の腺上皮	
単層円柱上皮	胃腸粘膜の上皮	
多列上皮	気道上皮	
移行上皮	膀胱, 腎盂, 尿管の上皮	収縮時 ↓ 伸展時

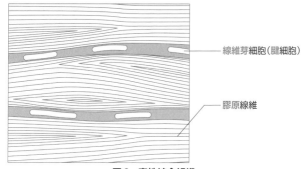

図2 密性結合組織

- 線維芽細胞（腱細胞）
- 膠原線維

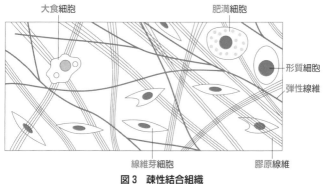

- 大食細胞
- 肥満細胞
- 形質細胞
- 弾性線維
- 線維芽細胞
- 膠原線維

図3 疎性結合組織

表3 疎性結合組織と密性結合組織の特徴

結合組織の種類	特　徴
疎性結合組織	線維が疎であり，皮下組織などが相当する
密性結合組織	線維が密であり，真皮や腱などが相当する

□軟骨組織は，硝子軟骨，弾性軟骨，線維軟骨に分類される（**表4**）.

表4　軟骨組織

軟骨の種類	例	模式図
硝子軟骨	関節軟骨，肋軟骨，気管軟骨	軟骨基質／軟骨小腔／軟骨細胞
線維軟骨	関節円板，椎間円板，恥骨結合	膠原線維　軟骨細胞
弾性軟骨	耳介軟骨，喉頭蓋軟骨	軟骨細胞／弾性線維

□筋肉は，筋細胞が集合したものであり，筋細胞と筋細胞の間は結合組織で埋まる.
□筋細胞の中には筋原線維が存在し，筋原線維は主に細いアクチンフィラメントと太いミオシンフィラメントの集まりからなる.
□骨格筋や心筋では，フィラメントが規則的に配列するため横紋がみられるが，平滑筋ではその配列が不規則なためみられない.
□骨格筋や心筋のように横紋がみられる筋を横紋筋という.
□横紋筋の筋原線維を光学顕微鏡でみると，明るいⅠ帯（明帯）と，暗いA帯（暗帯）が交互に並ぶ.
□A帯（暗帯）の中央のやや明るくみえる部分をH帯という.
□Ⅰ帯（明帯）の中央には，Z線という区切りが存在し，Z線とZ線の間を筋節（サルコメア）と呼ぶ.
□筋収縮は，アクチンフィラメントがミオシンフィラメントの間に滑り

込むことで生じ，この収縮機序を滑走説と呼ぶ．

□筋収縮によって I 帯の長さが短くなるが，A 帯の長さは不変である．

□筋肉は，運動に関与する骨格筋，心臓の収縮に関与する心筋，主に内臓に存在する平滑筋の 3 つに大別できる（表5）．

表5　筋肉の種類とその特徴

分類	存在部位	随意・不随意	支配神経	核	外形の特徴
骨格筋	骨格	随意	運動神経	多核	長さ数 cm の円柱状の細胞である
心筋	心臓壁	不随意	自律神経	単核	枝分かれして隣接する心筋細胞は介在板で接合する
平滑筋	主に内臓	不随意	自律神経	単核	紡錘形の細胞である

□心筋細胞の介在板には，無機イオンを通す孔が存在するため，活動電位が容易に隣接する心筋細胞へ伝わる．

3. 器官・系統・人体

□組織が集まり，腎臓や胃などの特定の機能を有する器官となる．

□器官が集合して，循環器系や消化器系などの系統となる．

□系統が集まり，人体を構成する．

4. 人体の発生

□ヒトの細胞の染色体数は，46 個の 23 対である．

□染色体は，常染色体 44 個，性染色体 2 個からなる．

□受精とは，卵子と精子が合わさることである．

□受精は，卵管膨大部で起こり，受精の後すぐに卵割を開始する（図4）．

□受精卵は細胞分裂を繰り返し，2 細胞期，4 細胞期，8 細胞期，桑実胚，胚盤胞となり，子宮内膜に着床して妊娠が成立する．

□胚盤胞内部の細胞塊は，二層性胚盤，三層性胚盤を経て胎児本体となる．

□胚盤が内胚葉・中胚葉・外胚葉の 3 層になったものを三層性胚盤といい，各胚葉はさまざまな組織・臓器へ分化する（表6）．

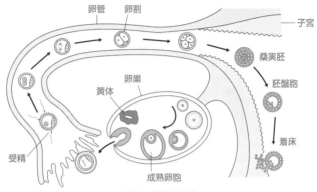

図4　受精と着床

表6　三胚葉の分化

胚　葉	分化する主な組織・器官
外胚葉	皮膚，神経系（脳，脊髄，末梢神経），感覚器
中胚葉	骨，軟骨，結合組織，筋，脈管（心，血管），腎臓
内胚葉	消化器（胃腸，肝臓），呼吸器（気管，肺），尿路（膀胱，尿道）

B．循環器

1．血管系とリンパ管系 ■■■■■

□循環器系は，血管系とリンパ管系から構成される．
□リンパ管系は，組織液を集めて静脈に返す働きをもつ．

2．血　管 ■■■■■

□動脈は，血液を心臓から身体の各組織や器官に送る血管である．
□静脈は，身体の各組織や器官から血液を心臓に送り返す血管である．
□動脈血は，組織を養う酸素に富んだ鮮紅色の血液である．
□静脈血は，二酸化炭素を多く含む赤黒い血液である．
□血管壁の構造は，内膜，中膜，外膜の3層からなる．

□内膜は内皮細胞と少量の結合組織，中膜は平滑筋と弾性線維からなる.
□動脈は，中膜の発達がよく，太い動脈では弾性線維が発達している.
□静脈は，中膜の発達が悪い，また逆流防止の静脈弁が存在する.
□毛細血管は，1層の内皮細胞と基底膜から構成され，物質交換に関与する.

3. 肺循環と体循環

□肺循環は，右心室を出て肺に達し，左心房に帰る経路でガス交換に関与する.
□体循環は，左心室を出て全身を回り，右心房に帰る経路で，全身の物質交換を行う.
□肺動脈中を静脈血が流れる.
□肺静脈中を動脈血が流れる.

4. さまざまなタイプの循環路

□血管どうしの連絡を吻合という.
□1本の動脈のみで，ある領域が栄養される場合を終動脈という.
□毛細血管網と毛細血管網をつなぐ静脈を門脈といい，肝門脈，下垂体門脈がこれに相当する.
□毛細血管網と毛細血管網をつなぐ動脈を怪網といい，腎臓の糸球体がこれに相当する.

5. 心臓の構造

□心臓は，約200〜300gの重さで，縦隔に存在する. なお，縦隔とは左右の肺の間で横隔膜の上の空間をいう.
□心臓の右上方が心底で，大血管が出入りする.
□心臓の左下方が心尖で，左第5肋間に位置する. なお，心尖が前胸壁に近いため，左第5肋間で最も拍動を触れ，心尖拍動と呼ばれる.
□心臓は，二房二室（左右の心房，左右の心室）の構造である（図5）.
□心臓の栄養血管は，冠状動脈であり，上行大動脈より枝分する.
□前室間枝と回旋枝は左冠状動脈の枝，後室間枝は右冠状動脈の枝である.
□心臓の静脈の多くは，心臓後面で冠状静脈洞に集まり，右心房に注ぐ.

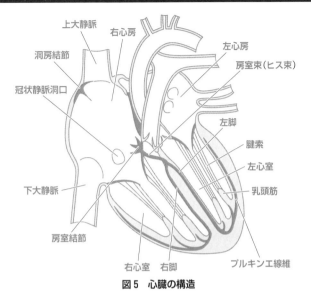

図5　心臓の構造

□交感神経は心臓へ促進的に働き，副交感神経は心臓へ抑制的に働く．
□介在板には，ギャップ結合という特殊な構造がある．

6. 心臓弁　■■■■■

□心臓弁は，心内膜のヒダであり，房室弁と動脈弁がある．
□房室弁は，心房と心室の間の弁で，腱索と乳頭筋により反転が防止される．
□左房室弁は僧帽弁（二尖弁），右房室弁は三尖弁とも呼ばれる．
□動脈弁は，心室と動脈の間の弁で，ポケット状の3つの半月弁からなる．
□動脈弁には，大動脈弁と肺動脈弁がある．
□心臓弁の中で最も前方に位置するのは，肺動脈弁である．

7. 刺激伝導系 ■ ■ ■ ■ ■

☐ 心筋は,固有心筋と特殊心筋に大別される.

☐ 固有心筋は収縮に適し,特殊心筋は興奮の発生と伝導に適する.

☐ 刺激伝導系は,特殊心筋で構成され,電気的興奮を心臓全体に伝える.

☐ 刺激伝導系は,洞房結節→房室結節→房室束→右脚・左脚→プルキンエ線維より構成される.

☐ 洞房結節と房室結節は,右心房にある.

☐ 房室束(ヒス束)は,線維三角を通り右脚・左脚となる.

☐ プルキンエ線維は,心内膜下を通る.

☐ 洞房結節は,上大静脈開口部付近に存在し,ペースメーカーとして働く.

8. 動 脈 ■ ■ ■ ■ ■

【大動脈】

☐ 大動脈は,上行大動脈,大動脈弓,下行大動脈に分かれる(図6).

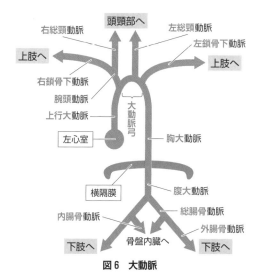

図6 大動脈

□下行大動脈は，さらに胸大動脈と腹大動脈に分けられる．
□冠状動脈は，上行大動脈の分枝で心臓に分布する．
□大動脈弓の枝は，主に頭頸部や上肢に分布する．
□胸大動脈の枝は主に胸部に，腹大動脈の枝は主に腹部に分布する．

【大動脈弓】

□大動脈弓は，腕頭動脈，左総頸動脈，左鎖骨下動脈の３つの枝に分かれる．
□腕頭動脈は，右総頸動脈と右鎖骨下動脈に分枝する（**図7**）．

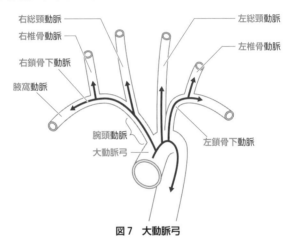

右総頸動脈
右椎骨動脈
右鎖骨下動脈
腋窩動脈
腕頭動脈
大動脈弓
左総頸動脈
左椎骨動脈
左鎖骨下動脈

図7　大動脈弓

【頭頸部の動脈】

□総頸動脈は，甲状軟骨上縁の高さで内頸動脈と外頸動脈に分枝する．
□内頸動脈の枝は，主に脳と眼球に分布する．
□内頸動脈の枝と椎骨動脈の枝が脳底で大脳動脈輪を形成し，脳に分布する．
□外頸動脈の枝は，主に顔面，前頸部などに分布する．
□外頸動脈の枝には，上甲状腺動脈，上行咽頭動脈，舌動脈，顔面動脈，後頭動脈，後耳介動脈，顎動脈，浅側頭動脈などがある．
□外頸動脈の2終枝は，顎動脈，浅側頭動脈である．

【上肢の動脈】

□鎖骨下動脈は，腋窩動脈，上腕動脈に移行し，主に上肢に分布する.

□鎖骨下動脈より，椎骨動脈，内胸動脈，甲状頸動脈，肋頸動脈が分枝する.

□脳の栄養血管である椎骨動脈は，鎖骨下動脈の枝である.

□鎖骨下動脈は，第1肋骨外側縁で腋窩動脈に移行する.

□斜角筋隙を腕神経叢と鎖骨下動脈が通る.

□斜角筋隙は，前斜角筋と中斜角筋で構成される.

□腋窩動脈より，最上胸動脈，胸肩峰動脈，外側胸動脈，肩甲下動脈，前上腕回旋動脈，後上腕回旋動脈が分枝する.

□腋窩動脈は，大胸筋の停止腱を越えて上腕動脈に移行する.

□上腕動脈は，内側上腕二頭筋溝を通り肘窩に達し，橈骨動脈と尺骨動脈に分枝する.

【胸部の動脈】

□胸大動脈より，臓側枝である気管支動脈や食道動脈が分枝する.

□胸大動脈より，壁側枝である第3〜11肋間動脈や肋下動脈が分枝する.

□気管支動脈は，肺などの栄養血管である.

【腹部の動脈】

□腹大動脈より，臓側枝である腹腔動脈，上腸間膜動脈，下腸間膜動脈，腎動脈，精巣（卵巣）動脈が分枝する.

□腹大動脈より，壁側枝である下横隔動脈，腰動脈，正中仙骨動脈が分枝する.

□腹腔動脈の枝は，総肝動脈，左胃動脈，脾動脈である.

□腹腔動脈は，胃，十二指腸，脾臓，肝臓，胆嚢，膵臓に栄養を運ぶ.

□上腸間膜動脈は，膵臓，小腸，前半分の大腸に栄養を運ぶ.

□下腸間膜動脈は，後半分の大腸に栄養を運ぶ.

【骨盤と下肢の動脈】

□総腸骨動脈は，第4腰椎下端で腹大動脈から分枝する.

□総腸骨動脈は，仙腸関節の前で内・外腸骨動脈に分枝する.

□内腸骨動脈は，主に骨盤内臓に分布する.

□外腸骨動脈は，下肢に分布する動脈の本幹となる.

□外腸骨動脈は，血管裂孔を通り大腿前面に出て大腿動脈となる.

□大腿動脈は，内転筋管を下行し腱裂孔から出て膝窩動脈と名前を変える.

9. 静　脈　■■■■■

□心臓に血液を還流する血管系を静脈という.

□静脈には，浅在性静脈（皮静脈）と動脈に並走する深在性静脈がある.

□浅在性静脈（皮静脈）は，動脈と無関係に皮下を走行する.

□頭頸部や上肢の静脈血は，上大静脈から心臓へ還流する.

□下半身（横隔膜以下）の静脈血は，下大静脈から心臓へ還流する.

□脳と眼静脈の静脈血は，硬膜静脈洞を経て内頸静脈へ注ぐ.

□硬膜静脈洞は，2葉の硬膜間にできた静脈である.

□内頸静脈は，頭頸部の主幹で，動脈の総頸動脈に対応する.

□外頸静脈は，皮静脈の一つである.

□内頸静脈と鎖骨下静脈が合流し，腕頭静脈となる.

□左右の腕頭静脈が合流し，上大静脈を形成する.

□橈骨静脈と尺骨静脈は，肘窩で合流して上腕静脈となり，上行して腋窩で腋窩静脈，ついで鎖骨下静脈となり，上腕の静脈血が還流する.

□橈側皮静脈や尺側皮静脈は，上肢の皮静脈である.

□橈側皮静脈は腋窩静脈に，尺側皮静脈は上腕静脈に注ぐ.

□内・外腸骨静脈が合流して総腸骨静脈となり，さらに左右の総腸骨静脈がL4〜5の高さで合流して下大静脈を形成する.

□大伏在静脈と小伏在静脈は，下肢の皮静脈である.

【奇静脈】

□奇静脈は，主に縦隔や胸壁からの血液を還流する経路である（図8）.

□奇静脈は，上大静脈・下大静脈を結ぶ側副経路として重要である.

□奇静脈は，上大静脈に注ぐ.

□奇静脈は右側に，半奇静脈は左側に存在する.

【門　脈】

□消化管，胆嚢，膵臓，脾臓からの血液は，門脈で肝臓に送られる（図9）.

□上腸間膜静脈，下腸間膜静脈，脾静脈が合流し，（肝）門脈となる.

10. リンパ系　■■■■■

【リンパ管】

□リンパ管は，組織液の一部を回収し静脈へ還す（図10）.

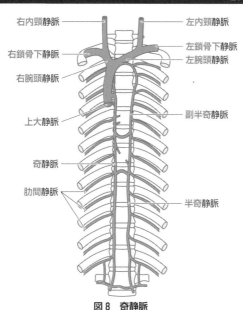

右内頸静脈 ── ── 左内頸静脈

右鎖骨下静脈 ── ── 左鎖骨下静脈
── 左腕頭静脈

右腕頭静脈 ──

上大静脈 ── ── 副半奇静脈

奇静脈 ──

肋間静脈 ── ── 半奇静脈

図8　奇静脈

□リンパ管は，静脈と似た構造で，逆流防止の弁がある．

□リンパ液の組成は，細胞外液に類似するが，多数のリンパ球が存在する．

□リンパ管は，左・右リンパ本幹，左・右鎖骨下リンパ本幹，左・右気管支縦隔リンパ本幹，左・右腰リンパ本幹，腸リンパ本幹などのリンパ本幹からなる（**図10**）．

□胸管は，左上半身と下半身のリンパを集め，左静脈角で静脈に合流する．

□右リンパ本幹は，右上半身のリンパを集め，右静脈角で静脈に合流する．

□鎖骨下静脈と内頸静脈の合流部が静脈角である．

□下半身のリンパを集める腸リンパ本幹と腰リンパ本幹が合流して乳び槽を形成し，さらに上行して胸管へ移行する．

□リンパ節は，リンパ管の途中に存在する扁平なソラマメ型の節である．

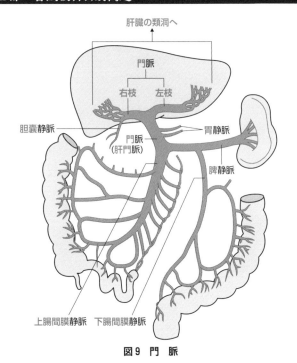

図9　門　脈

（図内ラベル）
肝臓の類洞へ
門脈
右枝　左枝
胆嚢静脈
胃静脈
門脈
（肝門脈）
脾静脈
上腸間膜静脈　下腸間膜静脈

□リンパ節には，多数の輸入リンパ管と数本の輸出リンパ管がつながる.
□リンパ節は，細菌などの異物を濾過・貪食するフィルターの役目をもつ.
【脾　臓】
□脾臓は，胎生期には造血作用をもつが，生後は失われる.
□成人において脾臓は，生命の維持に不可欠な器官ではない.
□脾臓は，腹部の左上に位置し，横隔膜に接する.
□脾臓の実質は，白脾髄と赤脾髄からなる.
　①白脾髄は，リンパ球産生に関わる体内最大のリンパ器官である.
　②赤脾髄は，古くなった赤血球の破壊や血小板の貯蔵に関わる.

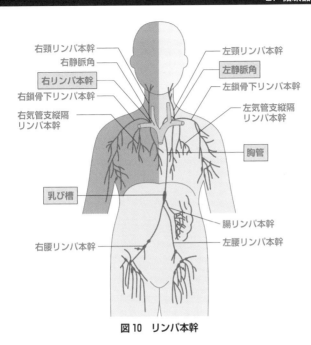

図10 リンパ本幹

右頸リンパ本幹
右静脈角
右リンパ本幹
右鎖骨下リンパ本幹
右気管支縦隔
リンパ本幹
乳び槽
右腰リンパ本幹

左頸リンパ本幹
左静脈角
左鎖骨下リンパ本幹
左気管支縦隔
リンパ本幹
胸管
腸リンパ本幹
左腰リンパ本幹

11. 胎児循環

□胎児期は,胎盤が肺と肝臓の代わりをしている.

□胎児循環には,短絡として卵円孔,静脈管,動脈管が存在する.

□卵円孔は心房中隔にあり,出生後は卵円窩として窪みが残る.

□臍静脈と下大静脈を直接結ぶ短絡路が静脈管(アランチウス管)である.

□肺動脈と大動脈を連絡する短絡路が動脈管(ボタロー管)である.

□胎盤で酸素や栄養を取り込んだ血液を胎児へ送る血管が臍静脈である.

□胎児の内腸骨動脈から分枝し,臍帯を経て胎盤に至る血管が臍動脈である.

□臍動脈は2本,臍静脈は1本である.

C. 呼吸器

1. 呼吸器の概説　■■■■■

□ガス交換に関与しない空気の通り道を気道という.

□気道は，上気道と下気道に区別される（図11）.

　・上気道は，鼻腔，咽頭，喉頭をいう.

　・下気道は，気管以下をいう.

□食道の前方に気道が位置する.

□呼吸気管支の先は，半球状の肺胞が集まり肺胞囊で終わる.

□肺胞は，ガス交換の場である.

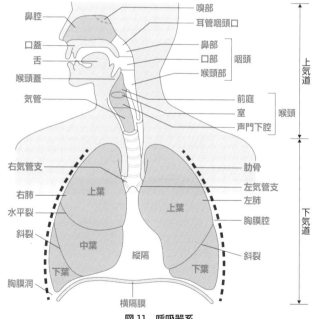

図11　呼吸器系

2. 鼻 腔

□顔面の中央に突出した部分が外鼻である.
□鼻腔は, 外鼻孔で外界と, 後鼻孔で咽頭鼻部と連絡する.
□鼻腔は, 鼻中隔によって左右に分けられる.
□鼻腔の外側壁には, 3つの棚状突起である上・中・下鼻甲介がある.
□鼻腔の上壁は篩骨の篩板で, 下壁は上顎骨と口蓋骨で構成される.
□上鼻甲介と中鼻甲介は, 篩骨の一部である.
□下鼻甲介は, 独立した一つの骨で, 顔面頭蓋に分類される.
□鼻中隔の前下方の毛細血管が多い部位をキーゼルバッハ部位という.
□キーゼルバッハ部位は, 鼻出血の好発部位である.
□鼻腔は, 鼻前庭と固有鼻腔に分けられる.
□鼻前庭には, 鼻毛が生えており, 皮膚（重層扁平上皮）で覆われる.

3. 副鼻腔

□頭蓋骨中の空洞で鼻腔と連絡している部位を副鼻腔という.
□副鼻腔と鼻腔の連絡を以下に示す.
・前頭洞は, 中鼻道と連絡する.
・上顎洞は, 中鼻道と連絡する最大の副鼻腔である.
・篩骨洞の前方群は中鼻道, 後方群は上鼻道と連絡する.
・蝶形骨洞は, 蝶篩陥凹（上鼻道）と連絡する.
　なお, 鼻涙管は下鼻道に交通する.

4. 咽 頭

□咽頭は, 食物と空気の共通の通路である.
□咽頭は, 咽頭鼻部, 咽頭口部, 咽頭喉頭部の3部に分けられる.
□咽頭鼻部には, 耳管が開口し, 中耳の気圧調整に関与する.

5. 喉 頭

□喉頭は, C4〜6の高さに位置する約5cmの管状器官である.
□喉頭は, 気道の一部であり, 発声器官でもある.
□喉頭には, 6種9個の喉頭軟骨がある.
□喉頭軟骨の詳細を以下に示す.

第1章 解剖学

・甲状軟骨は，無対性の喉頭軟骨の中で最大の軟骨であり，喉頭隆起（こうとうりゅうき）（のど仏）が存在する．

・輪状軟骨は，無対性で，披裂軟骨（ひれつなんこつ）と関節をつくる．

・喉頭蓋軟骨は無対性で，嚥下時に食塊の気道内流入を防ぐ．

・披裂軟骨は有対性で，披裂軟骨と甲状軟骨の間に声帯ヒダが張る．

□声帯は，声帯ヒダとその間の声門裂からなり，発声に関与する．

□声帯靭帯と声帯筋が粘膜に覆われたものを声帯ヒダ（声帯）という．

□喉頭筋は，声門の開閉，声帯の緊張，喉頭口の開閉などに関与する．

□喉頭筋は，主に迷走神経の枝である反回神経に支配される．

6. 発声の仕組み ■■■■■

□呼気により声帯が振動して音（喉頭原音（こうとうげんおん））が発生する．

□喉頭原音は，咽頭や鼻腔などで共鳴し，舌や口唇の動き（構音（こうおん））からも影響されて発声となる．

7. 気管・気管支 ■■■■■

□気管は，C6〜T4・5 に位置する．

□気管の壁には，馬蹄形（ばていけい）の気管軟骨が 15〜20 個存在する（**図 12**）．

□気管の後壁には軟骨がなく，膜性壁となる．

□気管は，T4・5 の高さで左右の気管支に分岐する．

□成人の右気管支は，左気管支よりも太く，短く，垂直に近い走行をとる．

□気道内の異物は，右気管支に入りやすい．

□気管支が肺門から肺に達すると，樹枝状に分岐を繰り返す．

□肺門は，肺の内側面中央に存在する．

□気管支，肺動脈，肺静脈，気管支動静脈，リンパ管，神経などが肺門を出入りする．

□気管支は，「（主）気管支→葉気管支（ようきかんし）→区域気管支→肺胞管→肺胞嚢（はいほうのう）→肺胞」のように 2 分岐を繰り返して樹枝状になる．

□左右の主気管支は，右肺で 3 本，左肺で 2 本の葉気管支に分かれる．

□区域気管支は，右肺で 10 本，左肺で 9 本に分かれる（**図 13**）．

8. 肺 ■■■■■

□肺の下面を肺底（はいてい），上面を肺尖（はいせん）という．

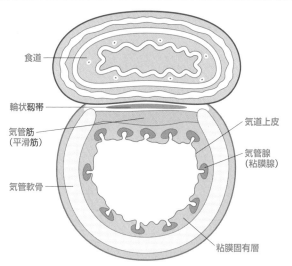

図12 気管の断面

食道
輪状靭帯
気管筋
(平滑筋)
気管軟骨
気道上皮
気管腺
(粘膜腺)
粘膜固有層

□肺尖は，鎖骨上方約2 cm に位置する．
□肺底は，およそ第6肋骨の高さに位置し，横隔膜に接する．
□肺は裂により，右肺は3葉，左肺は2葉に分かれている．
□右肺は，水平裂により上葉と中葉に，斜裂により中葉と下葉に分けられる．
□左肺は，斜裂により上葉と下葉に分けられる．
□水平裂は，右肺にのみ存在する．
□心臓が左に寄っているため，右肺と比較して左肺は小さい．
□肺胞は直径約0.2 mm で，両肺に3〜5億個存在し，表面積は約120 m² である．
□肺胞上皮細胞には，Ⅰ型肺胞細胞とⅡ型肺胞細胞の2種類が存在する．
　・Ⅰ型肺胞細胞（扁平肺胞細胞）は，ガス交換に関与する．
　・Ⅱ型肺胞細胞（大肺胞細胞）は，界面活性物質を産生する．
□肺胞の周りには，毛細血管が張り巡らされている．

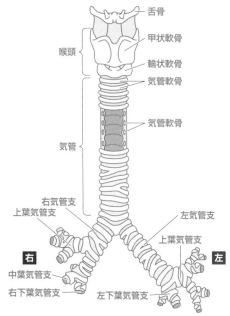

図13　気管・気管支

☐肺の機能血管は，肺動脈と肺静脈である．

☐肺の栄養血管は，気管支動脈と気管支静脈である．

9. 胸　膜　■■■■■

☐胸膜には，臓側胸膜と壁側胸膜がある．

☐肺実質を覆う臓側胸膜は，肺門で折り返って壁側胸膜に移行する．

☐臓側胸膜と壁側胸膜の間を胸膜腔という．

☐胸膜腔には，漿液が存在し，呼吸運動時の摩擦を軽減する．

D. 消化器

1. 消化器の概説 ■■■■■

□消化器は，消化管，消化腺，付属物からなり，詳細を以下に示す（**図14**）.
　・消化管は「口腔→咽頭→食道→胃→小腸→大腸」から構成される.
　・消化腺は，唾液腺，肝臓，膵臓などからなる.
　・付属物として，歯，舌，胆嚢などがあげられる.
□小腸は，口側から十二指腸，空腸，回腸の順に区別される.
□大腸は，口側から盲腸，結腸，直腸の順に区別される.
□臓器は，中腔性器官と実質性器官に分けられ，詳細を以下に示す.
　・中腔性器官は，胃，腸，胆嚢，膀胱などがあげられる.

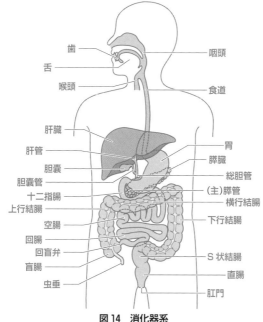

図14　消化器系

・実質性器官は，肝臓，脾臓，肺臓，腎臓などがあげられる.

□中空性器官の壁は，一般に内側から粘膜，筋層，漿膜あるいは外膜の3層からなる（**図15**）.

□口腔から食道の粘膜は重層扁平上皮，胃から大腸の粘膜は円柱上皮で構成される.

□口腔から食道の壁は外膜を，胃から大腸の壁は漿膜をもつ.

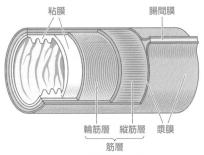

図15　中腔性器官（小腸）

2.　口　腔

□口腔は，口腔前庭と固有口腔に分けられ，詳細を以下に示す.
　・歯列と口唇，頬との間が口腔前庭である.
　・歯列より舌側の空間が固有口腔である.
□口腔は，口峡で咽頭につながる.
□固有口腔の上壁を口蓋と呼ぶ.
□口蓋は，前方2/3の硬口蓋（骨口蓋）と後方1/3の軟口蓋に分けられる.

3.　歯　牙

□永久歯は 32 本，乳歯は 20 本であり，詳細を以下に示す.
　・永久歯は「切歯 8 本，犬歯 4 本，小臼歯 8 本，大臼歯 12 本」よりなる.
　・乳歯は「乳切歯 8 本，乳犬歯 4 本，乳臼歯 8 本」よりなる.
□歯牙は，上・下顎骨の歯槽部内に線維性連結し，これを釘植という.

□歯牙は，外部に露出する歯冠，歯冠と歯根の間の歯頸，歯槽内にある歯根に分けられる.
□歯冠部の最表層はエナメル質で，歯根部の最表層はセメント質である.
□エナメル質とセメント質の下層に象牙質が，その下に歯髄がある.
□エナメル質は，人体で最も硬度が高い.

4. 舌

□舌筋は骨格筋で，舌下神経支配である.
□舌筋は，舌内部に起始・停止する内舌筋と，骨に起始し舌内に停止する外舌筋に分けられる.
□内舌筋は，舌の形を変える筋で上・下縦舌筋，横舌筋，垂直舌筋がある.
□外舌筋は，舌の位置を変える筋で茎突舌筋，舌骨舌筋，オトガイ舌筋がある.
□味覚の受容器は味蕾で，茸状乳頭，葉状乳頭，有郭乳頭にある（図16）.
□味蕾は，糸状乳頭には存在しない.
□味蕾は，舌乳頭以外（口蓋や咽頭など）にも存在する.

第1章 解剖学

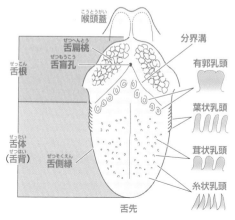

図16 舌

85

□味蕾は，味細胞，支持細胞，基底細胞からなる（**図17**）.

□舌乳頭には，糸状乳頭，茸状乳頭，葉状乳頭，有郭乳頭があり，詳細を以下に示す.

・糸状乳頭は，角化(かくか)が著しく，白くみえる.

・茸状乳頭は，赤い粒状である.

・葉状乳頭は，舌縁部にある.

・有郭乳頭は，分界溝(ぶんかいこう)の前に並ぶ.

□舌の神経支配を**表7**に示す.

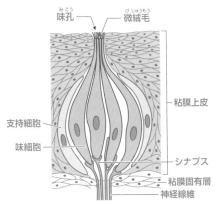

図17　味　蕾

表7　舌の神経支配

	舌前 2/3	舌後 1/3
味　覚	顔面神経	舌咽神経
一般知覚	三叉神経	舌咽神経
運　動	舌下神経	

5. 唾液腺

□大唾液腺には，耳下腺(じかせん)，顎下腺(がくかせん)，舌下腺(ぜっかせん)があり，詳細を以下に示す.

・耳下腺は純漿液腺で，耳下腺乳頭に開口し，舌咽神経支配である.

・顎下腺は混合腺で、舌下小丘に開口し、顔面神経支配である.
・舌下腺は混合腺で、舌下ヒダと舌下小丘に開口し、顔面神経支配である.

6. 咽頭

□扁桃は、リンパ小節の集団で免疫機構に関与する.
□扁桃は、咽頭に輪状に配置され、これをワルダイエルの咽頭輪という.
□ワルダイエルの咽頭輪は、口蓋扁桃、舌扁桃、咽頭扁桃、耳管扁桃より構成される.

7. 食道

□食道は C6～T11 の高さで、気管の後方に位置する約 25 cm の管状器官である.
□食道の粘膜は重層扁平上皮からなり、食道の筋は内輪外縦の 2 層である.
□食道上部 1/3 の筋は横紋筋で、食道下部 1/3 の筋は平滑筋で構成され、中 1/3 は両筋が混在する.
□食道には、食道起始部、気管分岐部、横隔膜貫通部の 3 つの狭窄部がある. なお、食道の狭窄部は癌の好発部位である.

8. 胃

□胃の食道側が噴門、十二指腸側が幽門である.
□胃は、左に膨れて胃底という天井となる.
□胃底部と幽門部を除いた胃の中央部を胃体という.
□弯曲する胃の外側を大弯、内側を小弯という.
□胃角（角切痕）は、小弯側にある.
□胃は、腹膜で覆われている.
□胃の腹膜の前面と後面が小弯側で合したものが小網、大弯側で合したものが大網である.
□胃内腔には多数のヒダがあり、胃粘膜ヒダと呼ばれる.
□胃の筋層は、内斜、中輪、外縦の 3 層構造である.
□一般的な中腔性器官の筋層は、内輪と外縦の 2 層構造である.
□固有胃腺（胃底腺）を構成する分泌細胞と分泌物の詳細を以下に示す（図 18）.

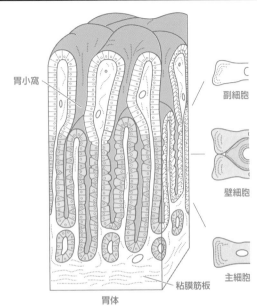

図18　固有胃腺

・主細胞は，ペプシノーゲンを分泌する.
・壁細胞は，塩酸および内因子を分泌する.
・副細胞は，粘液を分泌する.

□噴門腺と幽門腺は，粘液腺である.

□幽門腺の開口部付近には，ガストリンを分泌する G 細胞が散在する.

9. 小 腸

□小腸は，消化や栄養・水分の吸収などを行う約 6 m の消化管である.

□小腸は，十二指腸（25 cm），空腸（口側 2/5），回腸（肛門側 3/5）に分けられる.

□空腸や回腸と異なり，十二指腸は間膜をもたず，後腹壁に固定されている.

□十二指腸では，膵液を運ぶ膵管と胆汁を運ぶ総胆管が合し，大十二指腸乳頭に開き，小十二指腸乳頭には副膵管が開口する（図19）.

□大十二指腸乳頭にオッディの括約筋があり，消化液の出る量を調節する.

□大十二指腸には，トライツ靭帯があり，十二指腸空腸曲を固定支持する.

□空腸と回腸は，腸間膜をもつため腸間膜小腸と呼ばれる.

□小腸粘膜には，輪状ヒダが存在し，その表面に絨毛と呼ばれる突起があり，さらに絨毛の上皮細胞には微絨毛があり，面積を広げ吸収をよくする.

□輪状ヒダは，空腸で特に発達する.

□集合リンパ小節であるパイエル板は回腸に多い.

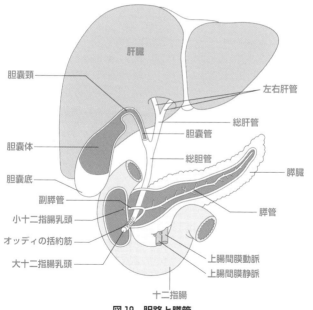

図19 胆路と膵管

10. 大　腸 ■ ■ ■ ■ ■

☐大腸は，内容物から水分を吸収し便を形成する.

☐大腸における栄養の吸収能力は低いが，電解質やアミノ酸など一部の
栄養などは吸収される.

☐大腸は，約 1.5 m の消化管で盲腸，結腸，直腸に分けられる.

☐大腸粘膜は，小腸と異なり輪状ヒダや絨毛は存在しない.

☐回腸と盲腸の境にある弁を回盲弁といい，内容物の逆流を防ぐ.

☐盲腸には，リンパ小節が集まる虫垂が存在する.

☐結腸は，上行結腸，横行結腸，下行結腸，S 状結腸に分けられる.

☐結腸には，結腸膨起，結腸ヒモ，腹膜垂，半月ヒダなどの構造がある.

☐結腸では縦走筋が発達し，3 本の筋のような結腸ヒモをつくる.

☐結腸ヒモには，大網ヒモ，間膜ヒモ，自由ヒモがある.

☐結腸は，結腸ヒモにより短縮して外面に膨らみ結腸膨起となる.

☐結腸膨起は外面に膨らむが，内面に向けては半月ヒダとなる.

☐腹膜垂は，結腸ヒモに沿って存在し，脂肪組織を入れる小さな袋である.

☐内肛門括約筋は平滑筋，外肛門括約筋は骨格筋である.

11. 肝　臓 ■ ■ ■ ■ ■

☐肝臓は，横隔膜直下で右上腹部に位置する.

☐肝臓は，人体最大で暗褐色の実質器官である.

☐肝臓は，上面からみると肝鎌状間膜で右葉（4/5）と左葉（1/5）に
分けられる.

☐肝臓は，下面からみると右葉と左葉のほかに，前方は方形葉に，後方
は尾状葉に分けられる.

☐胆嚢と下大静脈を結ぶ線をカントリー線と呼ぶ.

☐カントリー線は，肝臓を機能的右葉と左葉に分ける目安となる.

☐肝臓の頭側背面の無漿膜野を除き，大部分が腹膜に覆われる.

☐ディッセ腔には，ビタミン A 貯蔵細胞がみられる.

☐ディッセ腔は，類洞内皮細胞と肝細胞の間の間隙である.

☐肝臓の類洞腔内には，マクロファージの一種であるクッパー細胞が存
在する.

☐肝臓の下面にある肝門には，固有肝動脈，門脈，肝管などが出入りす

る．なお，肝静脈は肝門を通らない．
□肝門より入る固有肝動脈と門脈は，それぞれ小葉動脈と小葉静脈を経て類洞に入り中心静脈に注ぐ．その後，肝静脈を経て下大静脈から心臓へ還る．
□中心静脈を囲む肝細胞からなる多角柱状の肝小葉が，肝臓の構造的単位となる．

12. 胆　嚢　□□□□□

□胆嚢は，胆汁を貯蔵・濃縮して十二指腸に分泌する．
□Calot 三角（カロー三角）は，肝臓下面，総肝管，胆嚢管で構成され，胆嚢動脈が通ることが多い．
□胆汁は，脂肪の消化や吸収を促進する．
□胆嚢管は，総肝管と合流して総胆管となる．

13. 膵　臓　□□□□□

□膵臓は，膵頭，膵体，膵尾からなり，外分泌部と内分泌部に分かれる．
□膵頭は，十二指腸により C 字型に囲まれ，膵尾は脾臓に接する．
□内分泌細胞からなるランゲルハンス島は，主に膵尾に存在する．
□ランゲルハンス島には，α 細胞，β 細胞，δ 細胞が存在する．
□ランゲルハンス島 α 細胞は，血糖上昇に関与するグルカゴンを分泌する．
□ランゲルハンス島 β 細胞は，血糖低下に関与するインスリンを分泌する．
□ランゲルハンス島 δ 細胞は，ソマトスタチンを分泌する．
□ソマトスタチンは，グルカゴンとインスリンの分泌を抑制する．

14. 腹　膜　□□□□□

□腹膜は，腹壁の内面の壁側腹膜と臓器表面の臓側腹膜，両者を結ぶ間膜に分けられる（図 20）．
□腹膜で囲まれた内腔を腹膜腔といい，なかに腹膜液を含む．
□壁側腹膜と腹壁の間を腹膜外隙といい，特に後腹壁に接する外隙を腹膜後隙と呼ぶ．
□腹膜後隙に位置する器官を腹膜後器官という．

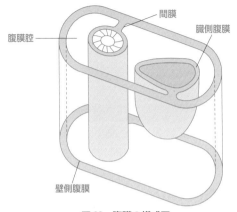

図 20　腹膜の模式図

□主な後腹膜臓器には，十二指腸，膵臓，上行結腸，下行結腸，腎臓，
副腎などがある．

E. 泌尿器系

1.　泌尿器の概説　■■■■■

□泌尿器とは，血中から不要な物質などを排泄する器官であり，腎臓，
尿管，膀胱，尿道より構成される（**図 21**）．

2.　腎　　臓　■■■■■

□腎臓の外形は，内側縁が凹状の構造で，外側縁が凸状のそらまめ状の
構造であり，体内の左右に存在する（**図 22**）．

□腎臓は，腹膜後隙に位置する腹膜後器官の一つである．

□右腎は，左腎より 1〜2 cm 低位に位置する．

□腎臓の内側面の陥凹を腎門という．

□腎門を腎静脈，腎動脈，尿管などが通る．

□腎臓は，内側から線維被膜，脂肪被膜，腎筋膜（ゲロータ筋膜）の順

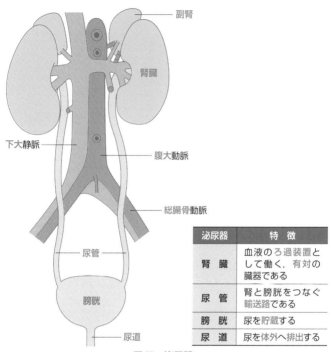

泌尿器	特　徴
腎　臓	血液のろ過装置として働く，有対の臓器である
尿　管	腎と膀胱をつなぐ輸送路である
膀　胱	尿を貯蔵する
尿　道	尿を体外へ排出する

図 21　泌尿器

に包まれ固定されている.

□腎臓の内部構造をみると，表層の皮質と深層の髄質に区別される.

□髄質には，放射状に並ぶ 10 数個の腎錐体が存在する.

□腎錐体の先端は腎乳頭となり，尿が腎杯に漏出される.

□腎杯は，腎乳頭から尿を受け，腎杯は集まって腎盤になる.

□腎盤は，尿管に続いている.

□皮質は，表層部のみではなく髄質の間にも入り込んで腎柱となる.

□腎臓の構造的・機能的単位をネフロンといい，片側の腎臓に約 100 万個存在する.

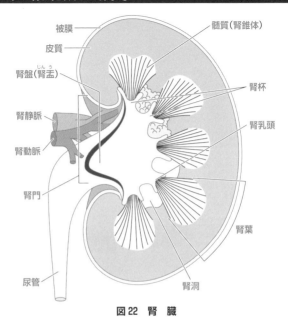

図22　腎　臓

□ネフロン（腎単位）は1個の腎小体と，それに続く1本の尿細管から構成される.

□腎小体はマルピギー小体とも呼ばれ，毛細血管より構成される糸球体と，これを包む糸球体嚢からなる. なお，糸球体嚢はボーマン嚢とも呼ばれる.

□尿細管は，腎小体側から近位尿細管，ヘンレのワナ，遠位尿細管に区別されて集合管に続く.

□集合管は，合流を繰り返し乳頭管となり，腎乳頭の先端の乳頭孔から腎杯に開口する.

□腎小体は皮質に，尿細管のヘンレのワナは髄質に位置する.

□輸入細動脈が糸球体に入る直前部には糸球体傍細胞が存在する.

□糸球体傍細胞は，血圧調節に関与するホルモンであるレニンを分泌する.

□2つの毛細血管網を連絡する動脈を怪網（かいもう）という.

□糸球体と尿細管周囲の毛細血管を連絡する輸出細動脈は, 怪網にあたる.

3. 尿 管 ■■■■■

□尿管は約 25 cm の管で, 尿を腎臓から膀胱に輸送する. なお, 尿は尿管の蠕動運動（ぜんどううんどう）によって膀胱に送られる.

□尿管は, 膀胱底の後から膀胱壁を斜めに貫き膀胱に開く.

□尿管の起始部, 腹部と骨盤部の境界部, 膀胱壁貫通部は, 尿管の生理的狭窄部となり, 尿管結石の通過障害を生じやすい. なお,「尿管の起始部」は「腎盤尿管移行部」と,「腹部と骨盤部の境界部」は「総腸骨動脈交叉部」と表現される場合もある.

□尿管壁は, 内層から粘膜, 筋層, 外膜の 3 層よりなる.

□尿管の粘膜は, 膀胱と同じく移行上皮で構成される.

4. 膀 胱 ■■■■■

□膀胱は, 尿を貯蔵する伸展性に富んだ袋状の器官である. なお, 膀胱の形状や大きさ, 壁の厚さは尿量に影響する.

□膀胱の上部が膀胱尖, 下部が膀胱底である.

□膀胱の後方は, 男性では直腸が接し, 女性では子宮や膣が接する.

□膀胱底に内尿道口と左右の尿管口が存在する（図 23）.

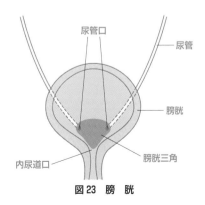

図 23 膀 胱

第1章 解剖学

95

□左右の尿管口と内尿道口に囲まれた部位を膀胱三角という.

□膀胱三角は粘膜ヒダがなく，膀胱内容の充実度に関係なく平滑である.

□膀胱壁は，内層から粘膜，筋層，外膜の3層である.

□膀胱の粘膜は，移行上皮から構成される.

□膀胱の筋層は，外縦筋層，中輪筋層，内縦筋層の3層構造である.

□膀胱の内尿道口には，輪走する平滑筋が肥厚した膀胱括約筋が存在する.

□一般に，膀胱の容量は成人で 300〜500 mL である.

5. 尿　道　■■■■■

□尿道は，尿を体外へ排出する器官で男女差が大きい.

□男性の尿道は約 20 cm と長く，全体として S 字状である.

□女性の尿道は約 4 cm と短く，直線的に走行するため逆行性感染を生じやすい.

□尿道隔膜部には，横紋筋である尿道括約筋が存在する.

□男性の尿道は，前立腺を貫き射精管と合流し，陰茎の尿道海綿体を通り外尿道口に開口する.

F. 生殖器系

1. 男性生殖器　■■■■■

□男性生殖器は，精子をつくる精巣や精子を運ぶ精路，前立腺や精嚢などの附属腺，さらに陰嚢や陰茎などの外生殖器から構成される（図24）.

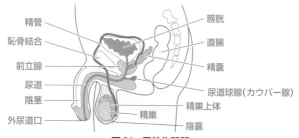

精管
恥骨結合
前立腺
尿道
陰茎
外尿道口

膀胱
直腸
精嚢
尿道球腺（カウパー腺）
精巣上体
精巣
陰嚢

図 24　男性生殖器

□男性生殖器の精路は，精巣上体，精管，射精管，尿道からなる．
□男性の付属生殖腺には，精嚢や前立腺，尿道球腺があり，精液の成分を分泌する．
□前立腺は無対，精嚢と尿道球腺は有対である．
□精嚢は，果糖を含むアルカリ性の分泌物を分泌する．
□尿道球腺は，粘稠性の分泌物を分泌する．
□精巣は，精子を産生する左右一対の実質性器官である．
□精巣内部は，精巣中隔により，多くの精巣小葉に分けられる．
□精巣小葉の内部は，精細管で満たされている．
□精子は，精細管の精上皮で生成される．
□精細管壁に存在するセルトリ細胞は，精子を栄養とする．
□精細管の間質に存在するライディッヒ細胞は，テストステロン（男性ホルモン）を分泌する．
□精巣上体は，精子を蓄える．
□精巣と精巣上体は，一緒に被膜に包まれ，陰嚢内に存在する．
□精巣から出た十数本の精巣輸出管は，精巣上体に入り合流して精巣上体管となり，精管に移行する．
□精管は鼠径管を通って腹腔に入り，膀胱の後方を下って前立腺に入り射精管となった後，左右別々に尿道に開口する．
□前立腺は，膀胱の直下に位置し，尿道と射精管が貫く．
□陰茎内部には，スポンジのような組織である海綿体が存在する．
□海綿体には，背側にある有対の陰茎海綿体と腹側の尿道が通る無対の尿道海綿体の2種が存在する．
□尿道海綿体の先端が亀頭と呼ばれる．
□陰嚢の皮下には，肉様膜と呼ばれる平滑筋が存在する．

2. 女性生殖器 ■■■■■

□女性生殖器は，卵巣，卵管，子宮，膣，外生殖器から構成される（**図25**）．
□卵巣は，卵子形成・成熟と女性ホルモン分泌に関与する．
□卵管は，卵子を子宮へ運ぶ．
□子宮は，受精卵が着床し育つ場所である．
□膣は，交接器・産道となる．

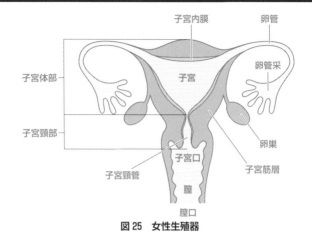

図 25　女性生殖器

□ 卵巣は，母指頭大の実質性器官で子宮の両側に位置する.

□ 卵巣の内側は固有卵巣索により子宮壁に，外側は卵巣提索により骨盤壁に固定される.

□ 卵巣実質は，中心部の髄質と，周辺部の皮質に分けられる.

□ 卵胞や黄体，白体は卵巣皮質に存在する（**図 26**）.

□ 卵管は，卵巣側の卵管膨大部と子宮側の卵管峡部に分けられる. なお，受精は卵管膨大部で起こる.

□ 卵管の卵巣側の先端は卵管采と呼び，排卵された卵子は，ここから卵管に入る.

□ 子宮は洋ナシ形の器官で，骨盤の中央，膀胱の後方，直腸の前方に位置する.

□ 子宮は，一般に前傾・前屈の位置をとる.

□ 子宮の上部 2/3 を子宮体部，上縁を子宮底部と呼ぶ.

□ 子宮の下 1/3 を子宮頸部，下端を子宮膣部と呼ぶ.

□ 子宮壁は，子宮内膜（粘膜），子宮筋層（平滑筋），子宮外膜（漿膜）の 3 層からなる.

□ 子宮内膜の表層を機能層と，深層を基底層という.

□ 月経時に子宮内膜の機能層が剥離・脱落する.

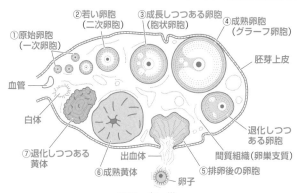

①原始卵胞
（一次卵胞）

②若い卵胞
（二次卵胞）

③成長しつつある卵胞
（胞状卵胞）

④成熟卵胞
（グラーフ卵胞）

胚芽上皮

血管

白体

⑦退化しつつある
黄体

出血体

⑥成熟黄体

卵子

⑤排卵後の卵胞

間質組織（卵巣支質）

退化しつつ
ある卵胞

図 26　卵　巣

□子宮と卵管を上方より覆った腹膜が子宮の両側に垂れ下がり，その前後が合わさって子宮広間膜となる．

□女性の外生殖器は，恥丘，陰核，大陰唇，小陰唇，大前庭腺，腟前庭からなる．

□大前庭腺は，男性の尿道球腺に相当し，アルカリ性の粘液を分泌する．

□大前庭腺は，バルトリン腺とも呼ばれる．

G.　内分泌器系

1.　概　説

□ある特定の化学物質を合成し放出することを分泌といい，分泌に関与する細胞群を分泌腺という．

□皮膚や粘膜などの上皮組織が体表面から深部へ落ち込み，分泌作用を有するようになった細胞群が分泌腺である．

□分泌腺には，外分泌腺と内分泌腺に分けられ，詳細を以下に示す．

・外分泌腺は，体表や器官内腔に向けて導管を経由し分泌される．外分泌腺として，汗腺，涙腺，乳腺，唾液腺などがあげられる．

・内分泌腺の導管は，発生過程で消失し，分泌物は血液，組織液に分泌される．内分泌腺として，甲状腺，下垂体，副腎などがあげられる．

□内分泌器官には，下垂体，松果体，甲状腺，副甲状腺（上皮小体），膵臓，副腎，卵巣，精巣などがある．

□腎臓，視床下部などは内分泌腺ではないが，内分泌細胞を有する器官である．

2. 下垂体

□下垂体は，視床下部から細い茎で下垂し，蝶形骨のトルコ鞍の中央に収まる小指頭大の内分泌器官である．

□下垂体は，発生学的に異なる腺性下垂体と神経性下垂体からなる．

□腺性下垂体は，腺としての構造をもち，下垂体の前葉と中葉がこれにあたる．

□ヒトの下垂体中葉は，退化し痕跡的な器官である．

□神経性下垂体は，神経組織構造を示し，下垂体後葉がこれにあたる．

□視床下部で毛細血管網になった血管が数本の小静脈となり，前葉で再び毛細血管網となり，この小静脈が下垂体門脈である．

□下垂体後葉ホルモンは，視床下部の神経細胞が産生し，下垂体後葉まで伸びた軸索から分泌される．なお，下垂体後葉に内分泌細胞は存在しない．

□下垂体後葉ホルモンは，視床下部で産生されるが，分泌が下垂体後葉で行われているので，視床下部ホルモンとは呼ばれない．

□下垂体前葉は，甲状腺刺激ホルモン，副腎皮質刺激ホルモン，黄体形成ホルモン，卵胞刺激ホルモン，プロラクチン，成長ホルモンなどを分泌する．

□下垂体後葉から分泌されるオキシトシンとバゾプレッシンは，視床下部の神経細胞で産生されてから運ばれ，後葉から分泌される．

3. 上皮小体

□上皮小体（副甲状腺）は，甲状腺の背面（後面）にある上下 1 対の合計 4 つの小体である．

□上皮小体の腺細胞には，主細胞と酸好性細胞があり，ホルモン分泌を行うのは主細胞である．

□上皮小体（副甲状腺）では，カルシウム代謝に関わるパラソルモンが分泌される．

4. 甲状腺 ■■■■■

□甲状腺は，甲状軟骨の前下面にある内分泌腺である．

□甲状腺は，単層立方上皮（濾胞上皮細胞）でつくられた濾胞の集まりで，濾胞腔はコロイドで満たされている．

□甲状腺の濾胞と濾胞の間には，傍濾胞細胞が存在する．

□甲状腺の濾胞細胞からは，トリヨードサイロニン（T3）やサイロキシン（T4）が分泌される．

□甲状腺の傍濾胞細胞からは，カルシトニンが分泌される．

5. 副 腎 ■■■■■

□副腎は，第1腰椎の高さに位置し，両側の腎臓の上に付着する内分泌器で，表層の皮質と中心部の髄質からなる．

□副腎皮質は，腹膜上皮に由来する中胚葉性の器官で，副腎髄質は神経由来（交感神経）の外胚葉性の器官である．

□副腎皮質からステロイドホルモンが，副腎髄質からカテコールアミンが分泌される．

□ノルアドレナリン，アドレナリン，ドーパミンを合わせてカテコールアミンと呼ぶ．

□副腎皮質は，表層から球状層，束状層，網状層の3層に分けられる．

6. 膵 臓 ■■■■■

□膵臓の大部分は，消化液を分泌する外分泌腺であるが，内分泌腺であるランゲルハンス島がその中に散在する．

□膵臓は，頭部，体部，尾部に分けられ，頭部は十二指腸で囲まれ，尾部は脾臓と接する．

□ランゲルハンス島は，膵尾部に多く存在する．

□ランゲルハンス島内の細胞は，染色性の違いからα細胞，β細胞，δ細胞に区別される．なお，β細胞が80％を占める．

□ランゲルハンス島から血糖調節に関わるホルモンが分泌され，α細胞からはグルカゴン，β細胞からはインスリン，δ細胞からはソマトスタチンが分泌される．

□膵臓は，後腹膜臓器である．

7. 松果体 ■■■■■

□松果体は，第三脳室の後上壁から突き出すように位置する松かさ（松ぼっくり）のような形態の小体である．

□松果体には，松果体細胞，神経膠細胞，無髄神経線維が存在し，松果体細胞からメラトニンが分泌される．なお，メラトニンは日内リズムに関与する．

□X線像などで松果体は石灰化（脳砂）を認めることがあるが，ほとんど臨床的に問題にならない．

H. 神経系

1. 神経組織と神経細胞 ■■■■■

□神経組織は，主に神経細胞と神経膠細胞（グリア細胞）からなる．

□神経組織は，情報の処理・伝達に関与する．

□神経膠細胞は，神経細胞を支持・栄養し，神経細胞を支える．

□神経膠細胞には，星状膠細胞，希突起膠細胞，小膠細胞などがある（表8）．

表8　神経膠細胞

神経膠細胞	特　徴
星状膠細胞	血液脳関門に関与する
希突起膠細胞	髄鞘を形成する
小膠細胞	貪食能をもつ

□神経細胞は，神経細胞体と2種類の突起（樹状突起と軸索突起：詳細を以下に示す）からなり，神経細胞全体をニューロン（神経系の機能単位）という（図27）．

　・樹状突起は，比較的に短い複数の突起である．

　・軸索突起は，通常1本の長い突起である．

□生後は，神経細胞に分裂・再生能力はない．

□神経細胞にみられるニッスル小体は，粗面小胞体の集合体である．

□神経細胞は，形から多極性神経細胞や偽単極性神経細胞などに分けら

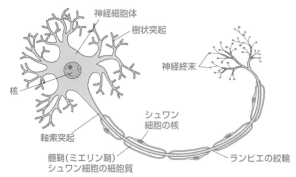

図 27　神経細胞

れ，詳細を以下に示す.
・中枢神経系を構成する神経細胞の多くが，多極性神経細胞に相当する.
・末梢神経の感覚神経節を構成する細胞の多くが，偽単極性神経細胞に相当する.

2. シナプス

□神経と他の神経の接合部をシナプスと呼ぶ.
□電気的興奮が神経終末に到達すると，神経終末にあるシナプス小胞内の化学伝達物質がシナプス間隙に放出され，その神経伝達物質が次の神経細胞に受容されて興奮が次の神経へと伝達される.

3. 有髄神経と無髄神経

□軸索突起は，髄鞘の有無により有髄線維と無髄線維に分けられる.
□有髄線維は，跳躍伝導を行うため伝導速度が速い.
□末梢神経の髄鞘は，シュワン細胞により形成される.
□中枢神経の髄鞘は，希突起膠細胞により形成される.
□髄鞘と髄鞘の間をランビエの絞輪という.

4. 中枢神経と末梢神経

□神経系は，中枢神経と末梢神経からなり，詳細を以下に示す.

103

・脳，脊髄は中枢神経である．
・体性神経系，自律神経系（広義）は末梢神経である．

□末梢神経系の区分を**表9**に示す．

表9　末梢神経系の区分

体性神経	遠心性神経	運動神経
	求心性神経	感覚神経
臓性神経（広義の自律神経）	遠心性神経	自律神経（狭義）
	求心性神経	内臓求心性神経

□末梢神経は，刺激伝導方向，機能，形態などによって分類される．
□刺激伝導方向により，以下のように分類される．
　・遠心性神経は，中枢から末梢へ刺激が伝えられるものである．
　・求心性神経は，末梢から中枢へ刺激が伝えられるものである．
□機能により，以下のように分類される．
　・体性神経は，運動や感覚に関与するものである．
　・臓性神経は，臓器の機能に関与するものである．
□形態により，以下のように分類される（解剖学的分類）．
　・脳神経は，脳に出入りする神経で，12対存在する．
　・脊髄神経は，脊髄に出入りする神経で，31対存在する．

5. 灰白質と白質

□中枢神経系において，神経細胞体が集まった部位を灰白質，神経線維が集まった部位を白質という．
□大脳皮質は灰白質に，大脳髄質は白質にあたる．
□中枢神経深部における神経細胞体の集団を神経核という．
□末梢神経における神経細胞体の集団を神経節という．

6. 髄膜

□脳・脊髄は，3重の髄膜で包まれる．
□髄膜は，外側から硬膜，クモ膜，軟膜の三層構造になっている．
□硬膜は強靭な厚い膜で，内外2葉の膜からなり，この2葉間に硬膜静脈洞ができる．

□クモ膜は，軟膜との間に**クモ膜下腔**をつくる．
□クモ膜下腔は，脳脊髄液で満たされ，脳を保護する．
□脳は，脳脊髄液の中に浮いた状態にある．
□脳に密着する薄い膜が軟膜である．
□小脳テントの開口部は，テント切痕と呼ばれ，脳幹が通る．

7. 脳 　　□□□□□

□脳は，終脳（大脳半球），間脳，中脳，橋，延髄，小脳に分けられる．
□大脳は，大脳縦裂により左右の大脳半球に分かれる．
□大脳は，前頭葉，頭頂葉，側頭葉，後頭葉の4葉に分けられる．
□前頭葉および頭頂葉，側頭葉を上下に分ける外側溝（シルヴィウス溝）の深部には，島が存在する．
□大脳半球は，表面の大脳皮質，内部の大脳髄質および大脳核からなる．
□大脳核は，大脳髄質中に存在する灰白質である．
□大脳皮質は，大脳溝と大脳回によって面積を広げている．
□大脳皮質の神経細胞は，6層構造をとる．
□運動野がある第5層には，巨大錐体細胞が存在し，随意運動の伝導路である錐体路を出す．
□大脳皮質の各領域は，異なった働きを示し，これを機能局在と呼ぶ（**図28, 29**）．
□一般に言語野は，左半球に局在する．
□辺縁葉（帯状回，海馬傍回）や海馬，扁桃体などから大脳辺縁系が構成される．
□大脳辺縁系は，本能的な行動や情動に関与する．
□大脳髄質は，大脳皮質に出入りするさまざまな神経線維からなる白質である．
□大脳髄質内の神経線維には，交連線維，連合線維，投射線維などがある（**表10**）．
□脳梁は，左右の大脳半球を結ぶ交連線維束である．
□大脳皮質と脳幹や脊髄などを結ぶ線維が投射線維である．
□尾状核，レンズ核，視床に囲まれた部位が内包で，錐体路や体性感覚の伝導路が通る（**図30**）．
□内包は，投射線維の集団である．

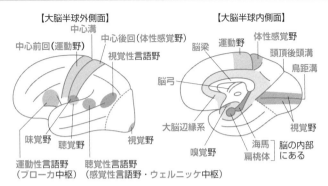

	機能局在
前頭葉	運動野（中心前回），ブローカ野（運動性言語野）
頭頂葉	感覚野（中心後回）
側頭葉	聴覚野（横側頭回），ウェルニッケ野（感覚性言語野）
後頭葉	視覚野

図28　大脳皮質の機能局在

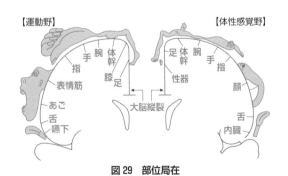

図29　部位局在

表10　大脳髄質内の神経線維

線　維	特　徴
交連線維	左右の半球をつなぐ神経線維
連合線維	同一半球内をつなぐ神経線維
投射線維	脳以外の部位へ向かう神経線維

大脳髄質内の神経線維

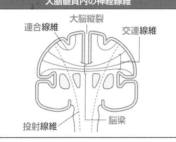

連合線維　大脳縦裂　交連線維

投射線維　　脳梁

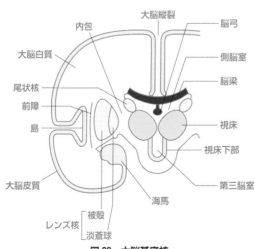

内包　大脳縦裂　脳弓

大脳白質　　側脳室

尾状核　　脳梁

前障

島　　視床

視床下部

大脳皮質　　第三脳室

海馬

被殻
レンズ核
淡蒼球

図30　大脳基底核

- □大脳基底核（大脳核）は，大脳髄質中にある灰白質である．
- □大脳基底核は，淡蒼球，被殻，尾状核で構成される（**図30**）．
- □被殻と淡蒼球を合わせてレンズ核と呼ぶ．
- □尾状核と被殻を合わせて線条体と呼ぶ．
- □大脳基底核は，中脳黒質，視床，大脳皮質運動野と連絡し，骨格筋の筋緊張や運動などを調節する．
- □間脳は，第三脳室の両側にある灰白質の塊である．
- □間脳は，視床と視床下部などに分けられ，後上方に松果体がある．なお，松果体は内分泌腺であり，概日リズムの調節に関与するメラトニンを分泌する．
- □視床は，感覚伝導路の中継核（嗅覚以外），運動系の中継核，意識水準の調節などの機能をもつ．
- □視床の外側膝状体は視覚の中継核，内側膝状体は聴覚の中継核となる．
- □視床は，脳幹網様体からの神経線維を受け，広く大脳皮質へ神経線維を送って意識水準を覚醒に保ち，これを上行性網様体賦活系という．
- □視床下部には，体温，摂食，飲水，性行動などの中枢があり，自律神経の最高中枢とされる．
- □脳幹は，上から間脳，中脳，橋，延髄に分けられる．なお，間脳は含める場合と含めない場合がある．
- □中脳には，視覚反射中枢である上丘と，聴覚反射に関係する下丘がある．
- □中脳には，動眼神経と滑車神経の神経核が存在する．
- □中脳には，随意運動の調整に関与する赤核と黒質がある．なお，赤核は鉄分を含むため赤くみえ，黒質はメラニンを含む．
- □中脳には，投射線維でつくられる大脳脚があり，その中央部を錐体路が通る．
- □中脳の網様体は，主に意識水準を覚醒させるために働く．
- □網様体は，神経細胞と神経線維が混在する領域である．
- □橋に存在する菱形窩は，第四脳室の底となる．
- □橋の脳神経核には，三叉神経，外転神経，顔面神経，内耳神経の核がある．
- □橋の網様体は，骨格筋の緊張の調節に関与する．
- □延髄には，舌咽神経，迷走神経，副神経，舌下神経の核群がある．
- □錐体路は，延髄下端で反対側に交叉し，これを錐体交叉という．

□延髄特有の核として，オリーブ核や後索核などがある．

□延髄の網様体には，骨格筋の緊張の調節に加え，心臓血管中枢や呼吸中枢としての働きがある．

□小脳は，橋の後方に位置し，表面に横走する小脳回と小脳溝をもつ．

□小脳は，左右1対の小脳半球，正中の虫部，さらに片葉小節葉からなる．

□小脳の表面は，灰白質の小脳皮質で，深部は白質の小脳髄質である．

□小脳は，延髄，橋，中脳と小脳脚を介して連絡する．

□小脳髄質には，小脳への出入力を中継する小脳核が存在する．

□小脳は，骨格筋運動における協調的運動の調整などに関与する．

8. 脳　室 ■■■■■

□脳・脊髄の内部には空洞が存在し，脳内の空洞を脳室，脊髄内のものを脊髄中心管という．

□脳内の空洞である脳室は，側脳室，第三脳室，中脳水道，第四脳室からなる．

□脳室・中心管は，第四脳室正中口（Magendie 孔）と外側口（Luschka 孔）によりクモ膜下腔と連絡し，脳・脊髄はその内外を脳脊髄液で満している．

□脳脊髄液は，側脳室，第三脳室，第四脳室にある脈絡叢から分泌される．

□脳脊髄液は，クモ膜顆粒を介して硬膜静脈洞に吸収される．

□脳脊髄液は，脳を衝撃などから保護する．

□脳脊髄液の産生量は，1日約 500 mL である．

9. 脊　髄 ■■■■■

□脊髄は，脊柱管内に存在する管状の構造で，頸髄，胸髄，腰髄，仙髄，尾髄に分けられる．

□脊髄は，器官を支配する下位中枢や上位中枢の伝導路として働く．

□脊髄は，第1腰椎下縁の高さで脊髄円錐となって終わる．

□脊髄の頸髄と腰髄には，太くなった頸膨大や腰膨大がみられる．

□頸膨大や腰膨大は，上肢や下肢に分布する脊髄神経が出るために発達した部分である．

□脊髄中部の脊髄髄質は H 字状の灰白質で，周囲の脊髄皮質は白質である．

□おおまかにいえば，神経細胞を含む脊髄髄質（灰白質）が下位中枢として，神経線維からなる脊髄皮質（白質）が伝導路として働く．

□脊髄髄質は，前角，後角，中間質，側角に分けられ，詳細を以下に示す．
　・前角には，骨格筋に分布する運動神経の細胞体などが存在する．
　・後角には，感覚神経や脊髄内の連絡をつかさどる介在神経の細胞体が存在する．
　・側角には，末梢に向かう交感神経の細胞体が存在し，側角は T1〜L2 で発達する．

□脊髄皮質は，上位中枢の伝導路（神経線維）などが通り，前索，側索，後索に分けられる．

10.　伝導路 ■■■■■

□中枢神経系の神経経路を伝導路といい，情報の流れる向きによって上行性伝導路（中枢⇒末梢）と下行性伝導路（末梢⇒中枢）に大別される．

□感覚路は上行性伝導路，運動路は下行性伝導路である．

11.　下行性伝導路 ■■■■■

□随意運動の伝導路が錐体路であり，皮質脊髄路（頸部から下の筋）と皮質核路（頸部から上の筋）がある．

□皮質脊髄路は，体肢の筋を支配する外側皮質脊髄路と，体幹の筋を支配する前皮質脊髄路に分けられる（図 31）．

□外側皮質脊髄路は「大脳皮質運動野→内包→大脳脚→錐体交叉→脊髄側索→ α 運動ニューロン」の経路となる．

□前皮質脊髄路は錐体で交叉せず，脊髄前角を下行した後に脊髄内で交叉して対側の α 運動ニューロンに至る．

□皮質核路は，大脳皮質運動野から脳幹の運動性脳神経核（脳神経の運動核）に至り，頸部から上の筋を支配する伝導路である．

□錐体路以外の運動の調整などに関わる下行性伝導路として，赤核脊髄路，視蓋脊髄路，網様体脊髄路，前庭脊髄路などがあげられる．

12.　上行性伝導路 ■■■■■

□体幹・体肢の温度や痛覚の伝導路は脊髄視床路を通り（図 32），顔面からの温度や痛覚の伝導路は三叉神経視床路を通る．

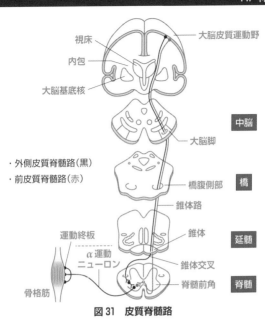

・外側皮質脊髄路（黒）
・前皮質脊髄路（赤）

中脳

橋

延髄

脊髄

視床
内包
大脳基底核
大脳皮質運動野
大脳脚
橋腹側部
錐体路
運動終板
α 運動
ニューロン
骨格筋
錐体
錐体交叉
脊髄前角

第1章 解剖学

図 31　皮質脊髄路

□体幹・体肢の触覚と意識にのぼる深部感覚は，後索−内側毛帯系を通る（**図 33**）.

13. 脳神経

□脳・脊髄と筋肉・感覚器をつなぐ神経路が末梢神経系である.
□末梢神経は，脳神経 12 対と脊髄神経 31 対で構成される.
□脳神経は，運動神経，感覚神経，副交感神経から構成される. なお，脳神経に交感神経は含まれない.
□脳神経は，頭蓋骨の孔を通って頭蓋腔から外に出る.
□脳神経の細胞体が集合した部位を脳神経核という.
□脳神経の特徴を**表 11** に示す.

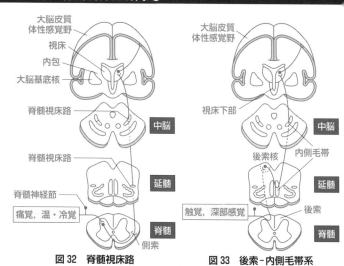

大脳皮質
体性感覚野

視床

内包

大脳基底核

脊髄視床路

脊髄視床路

脊髄神経節

痛覚，温・冷覚

中脳

延髄

脊髄

側索

図32　脊髄視床路

大脳皮質
体性感覚野

視床下部

中脳

後索核　　内側毛帯

延髄

後索

脊髄

触覚，深部感覚

図33　後索−内側毛帯系

14. 脊髄神経 ▪▪▪▪▪

□脊髄から発する末梢神経が脊髄神経で 31 対ある.

□脊髄神経は，頸神経 8 対，胸神経 12 対，腰神経 5 対，仙骨神経 5
対，尾骨神経 1 対で構成される.

□脊髄の前根は遠心性成分（運動）から，後根は求心性成分（感覚）か
らなる，この原則を Bell-Magendie の法則という.

□胸髄から上位腰髄の前根には交感神経節前線維が含まれ，仙髄の前根
には副交感神経節前線維が含まれる.

□脊髄の前根と後根は，脊柱管内で合わさって脊髄神経となり，椎間孔
を出て前枝と後枝に分枝する.

□脊髄神経の前枝は，体幹の外側から腹側・上肢・下肢の筋と皮膚に，
後枝は体幹の背部の筋と皮膚に分布する. なお，後枝は一般に前枝
より細いが，第 1・2 頸神経の後枝は例外で前枝よりも発達がよい.

□脊髄神経の前枝の一部は，互いに吻合して神経叢を形成する，すなわ
ち，頸神経叢，腕神経叢，腰神経叢，仙骨神経叢をつくる. なお，

表11 脳神経

脳神経	神経線維の種類	機 能	脳神経の出るレベル
嗅神経　I	感覚	嗅覚	脳幹より上
視神経　II	感覚	視覚	脳幹より上
動眼神経　III	運動, 副交感	眼球運動 (上眼瞼挙筋, 上直筋, 内側直筋, 下直筋下斜筋), 縮瞳	中脳
滑車神経　IV	運動	眼球運動 (上斜筋)	中脳
三叉神経　V	感覚, 運動	顔面の一般知覚, 咀嚼運動	橋
外転神経　VI	運動	眼球運動 (外側直筋)	橋
顔面神経　VII	感覚, 運動, 副交感	顔面運動, 唾液分泌 (顎下腺・舌下腺), 涙液分泌, 味覚 (舌前 2/3)	橋
内耳神経　VIII	感覚	聴覚, 平衡感覚	橋
舌咽神経　IX	感覚, 運動, 副交感	嚥下運動, 味覚 (舌後 1/3), 唾液分泌 (耳下腺)	延髄
迷走神経　X	感覚, 運動, 副交感	内臓感覚・運動, 発声	延髄
副神経　XI	運動	頸部の運動 (胸鎖乳突筋, 僧帽筋)	延髄
舌下神経　XII	運動	舌の運動	延髄

　胸部では神経叢は形成されないので分節的支配構造を保っている.

□脊髄神経の後枝は, 支配領域を分節的に支配する.

□頸神経叢は C1〜4 の前枝からなり, 皮膚に分布する皮枝と骨格筋に分布する筋枝を出す. なお, 詳細を以下に示す.

　・皮枝として, 小後頭神経, 大耳介神経, 頸横神経, 鎖骨上神経などがあげられる.

　・筋枝はとして, 頸神経ワナ, 横隔神経などがあげられる.

□腕神経叢は C5〜8 と T1 の前枝で構成され, 腋窩神経, 筋皮神経, 正中神経, 橈骨神経, 尺骨神経などの枝を出す (表12).

□腰神経叢は T12〜L4 の前枝で構成され, 主な枝として大腿神経や閉鎖神経などを分枝する (表13).

表 12　腕神経叢

神　経	筋の支配	皮膚感覚の支配
筋皮神経	上腕の屈筋群	前腕外側の皮膚に分布する
正中神経	前腕の屈筋群（大部分），母指球の筋	橈側半の手掌と指の皮膚へ分布する
尺骨神経	前腕前面尺側の筋群，手掌尺側の筋群	手掌尺側半と手背尺側半の皮膚へ分布する
橈骨神経	上腕の伸筋群，前腕の伸筋群	上腕・前腕伸側と手背橈側半の皮膚へ分布する
腋窩神経	三角筋，小円筋	上腕外側および背側の皮膚に分布する

表 13　腰神経叢

神　経	筋の支配	皮膚感覚の支配
大腿神経	大腿の伸筋群	大腿前面の皮膚
閉鎖神経	大腿の内転筋群	大腿内側面の皮膚

□仙骨神経叢は L4〜S3 の前枝で構成され，主な枝として上殿・下殿神経や坐骨神経を分枝する.
□坐骨神経は，膝窩の上方で総腓骨神経と脛骨神経の 2 枝を分枝する.

15.　自律神経　■■■■■

□自律神経は，植物神経系とも呼び，不随意筋や腺を支配する.
□自律神経は，交感神経と副交感神経からなる.
□交感神経は，胸神経と腰神経に含まれ，胸腰系と呼ばれる.
□副交感神経は，脳神経Ⅲ，Ⅶ，Ⅸ，Ⅹと仙骨神経に含まれ，頭仙系と呼ばれる.
□自律神経は，節前線維と節後線維の 2 個のニューロンで構成される.
□臓器は，交感神経と副交感神経の両方の支配を受けるのが普通であり，これを二重支配という.
□臓器に対する交感神経と副交感神経の働きは，通常は拮抗し，これを拮抗支配という.

I. 感覚器系

1. 外 皮　■■■■■

□皮膚は，人体表面を覆い身体内部を保護する組織である.

□皮膚は，人体最大の面積・重量を有する臓器である.

□皮膚は，表層から表皮，真皮，皮下組織の３層構造であり，詳細を以下に示す（**図34**）.

・表皮は，重層扁平上皮からなり，外胚葉由来である.

・真皮は，密性結合組織からなり，中胚葉由来である.

・皮下組織は，疎性結合組織からなり，中胚葉由来である.

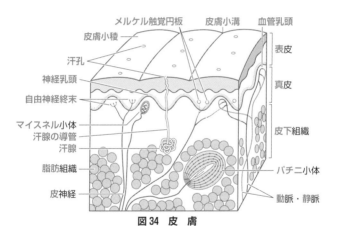

図34 皮 膚

□表皮は，表層から角質層，顆粒層，有棘層，基底層に分けられる.

□表皮細胞は，基底層や有棘層で分裂・増殖し，表層へ移動する. なお，この過程で蛋白質のケラチンが細胞内に沈着し角化する.

□表皮の基底層の近くにメラニン産生細胞が存在し，メラニン色素を産生する.

□表皮下層には，温覚・冷覚・痛覚の受容器である自由神経終末や，触圧覚の受容器であるメルケル触覚円板が存在する.

□真皮には，血管や汗腺，毛包などの付属器が存在する．
□真皮には，触圧覚の受容器であるマイスネル小体が存在する．
□真皮は，乳頭層，乳頭下層，網状層の3層に分けられる．
□皮下組織には，触圧覚・振動覚の受容器であるパチニ小体が存在する．
□小汗腺（エクリン腺）は，電解質を含む水分に富む分泌物を分泌して温熱性発汗に関与する．
□小汗腺（エクリン腺）は，全身に広く分布する．
□大汗腺（アポクリン腺）は，外耳道，腋窩，乳輪，陰部などに分布し，蛋白質と脂質に富む分泌物を分泌する．
□毛は，多量のケラチンを含む角質器である．
□毛は，露出している毛幹，皮膚に埋まっている毛根，毛根の先端が膨大した毛球からなる．
□毛の毛球の細胞が分裂して毛が伸びる．
□爪は，角質器の一つで，表皮が変形したものである．
□爪は，外からみえる爪体，皮膚に埋もれた爪根，爪の下で皮膚に続く爪床からなる．
□爪は，爪根部の爪床から成長する．

2. 視覚器（図35）　■■■■■

□眼球の外壁は，外側から外層の線維膜，中層の血管膜，内層の網膜の3層構造からなる．
□眼球壁の外層である線維膜は，眼球の前方1/6を占める透明な角膜と，後方5/6を占める白色の強膜に区別される．
□角膜には血管が存在せず，栄養は主に眼房水より供給される．
□眼球壁の中層は，脈絡膜，毛様体および虹彩より構成される．
□脈絡膜は，強膜の内側に存在する血管とメラニン色素細胞に富む暗褐色の膜であり，光の乱反射を防ぐ．
□毛様体内部には，平滑筋である毛様体筋が存在し，毛様体小帯（チン小帯）を介して水晶体の厚みを調節することで焦点の調節に関与する．
□虹彩は，カメラの絞りに相当し，中央には孔が開き，これが瞳孔である．
□虹彩には，交感神経支配である瞳孔散大筋と副交感神経支配である瞳孔括約筋が存在し，光量を調節する．なお，詳細を以下に示す．
　・瞳孔散大筋は放射状に走行し，収縮すると散瞳が起こる．

【水平断】

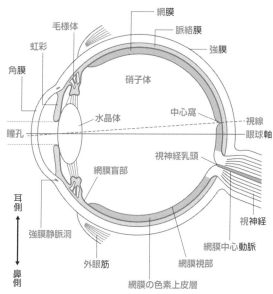

図35 視覚器

・瞳孔括約筋は輪走し，収縮すると縮瞳が起こる.

□網膜は，視細胞層，双極細胞層，視神経細胞層の3層の神経組織から構成される神経層と，その外側に位置する色素上皮層からなる（図36）.

□網膜の視細胞層には，光を受容する視細胞が存在し，杆状体視細胞と錐状体視細胞の2種類があり，詳細を以下に示す.

・杆状体視細胞は，光の明暗の識別に関与し，網膜の周辺部に多く存在する.

・錐状体視細胞は，光の色覚に関与し，網膜の中心窩周囲に多く存在する.

□眼球後極のやや外側に黄斑が存在し，その中央に中心窩という窪みがある.

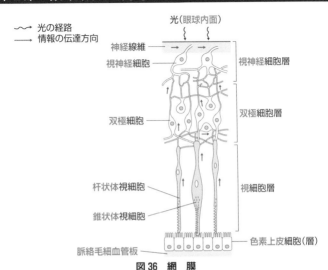

〜〜　光の経路
——　情報の伝達方向

光（眼球内面）

神経線維

視神経細胞　　　　　視神経細胞層

双極細胞　　　　　　双極細胞層

杆状体視細胞

錐状体視細胞　　　　視細胞層

脈絡毛細血管板　　　色素上皮細胞（層）

図36　網膜

□中心窩には，錐状体視細胞が多く分布し，最も視力がよい部位である．

□視神経が眼球を出る部位を視神経乳頭といい，この部位は視細胞が存在せず盲点となる．

□水晶体は，カメラの凸レンズに相当し，特殊な線維状の細胞で構成され，弾性に富む．

□水晶体が濁って視力が低下する疾患が白内障である．

□角膜と虹彩の間を前眼房，虹彩と水晶体の間を後眼房と呼び，眼房水で満たされている．

□眼房水は，毛様体内面の上皮で産生され，眼房内を循環した後に強膜静脈洞（シュレム管）から眼静脈に吸収される．

□眼房水圧は，通常 10〜20 mmHg であり，眼房水の循環障害で内圧が亢進した疾患が緑内障である．

□眼球の内部には，無色透明でゼリー状の物質（水分が主）である硝子体が存在し，眼球の内圧を保っている．

□視覚野は，後頭葉の鳥距溝周囲に局在する．

3. 聴覚器・平衡覚器 ■■■■■

□聴覚器は，外耳，中耳，内耳より構成され，内耳に関しては平衡覚器
　としても働く（図37）.

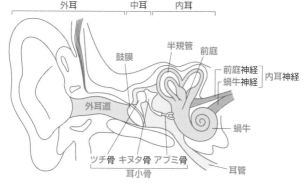

図37　聴覚・平衡覚器

□外耳は集音器の役割をする耳介と，S字状の管である外耳道よりなる.
□耳介は，弾性軟骨からなる耳介軟骨を骨組みとする.
□外耳道の外側1/3は軟骨で，内側2/3は骨で構成される.
□外耳道には，耳垢の成分を分泌するアポクリン汗腺が存在し，耳道腺
　という.
□中耳は，音波を振動に変える鼓膜，鼓膜から内耳までの空間である
　鼓室，中耳の気圧調節に関与する耳管から構成される.
□鼓室内には，鼓膜側から順にツチ骨，キヌタ骨，アブミ骨の3つの耳
　小骨が存在し，鼓膜の振動を内耳に伝える.
□耳管は，鼓室と咽頭をつなぐ管で，鼓室（中耳）の気圧調節に関与する.
□内耳は，側頭骨の錐体部に存在し，骨迷路と膜迷路からなる.
□骨迷路は，骨の中の複雑な形をした空洞であり，この中に同じような
　形をした膜迷路を入れている.
□骨迷路と膜迷路の間隙は外リンパ液で，膜迷路内は内リンパ液で満た
　されている. なお，外リンパ液と内リンパ液は交通しない.

□骨迷路は，蝸牛，前庭，半規管からなり，その内部にそれぞれの膜迷
路が存在する．

□蝸牛の内部は，下階の鼓室階と上階の前庭階，その中間にある蝸牛管
に分かれている．

□蝸牛管の内部にコルチ器（ラセン器）が存在し，音を受容する（図38）．

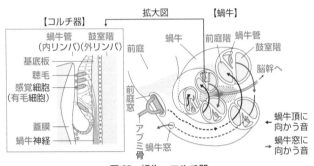

図 38　蝸牛・コルチ器

□音は鼓膜を振動させ，その振動が耳小骨を介して前庭窓に達し前庭階
に伝えられ，さらに鼓室階を経てコルチ器に受容される．

□コルチ器は，蝸牛管の底である基底膜上に存在し，コルチ器の有毛細
胞が振動を電気信号に変換する．

□前庭には，身体の傾きと直線加速度を受容する球形嚢と卵形嚢があ
り，その中に平衡斑が存在する．

□平衡斑は，有毛細胞の上にゼラチン状の耳石膜があり，その上に炭酸
カルシウムの結晶である平衡砂（耳石）が存在する構造である．

□半規管は，3 本のリング状の管が互いに直角に位置する．

□半規管の基部の膨大部では，有毛細胞が膨大部稜をつくって回転加速
度を受容する．

□半規管の膨大部稜には有毛細胞があり，ゼラチン質のクプラに覆われ
ている．

4. 味覚器

□舌の表面に舌乳頭と呼ばれる構造があり，味覚の受容器である味蕾が
存在する．

□舌乳頭には，糸状乳頭，茸状乳頭，葉状乳頭，有郭乳頭がある．

□糸状乳頭を除く舌乳頭には，味蕾が存在する．なお，糸状乳頭には味
蕾が存在しない．

□糸状乳頭は，上皮の角化が著しく白くみえる．

□味蕾は，味の受容器である味細胞とその支持細胞の2種の細胞により
構成される．

□舌前2/3の味覚は顔面神経，舌後1/3の味覚は舌咽神経を介して伝わる．

□味覚の伝導路は，延髄孤束核を経て視床に達し，大脳皮質の中心後回
の下端部で終わる．

5. 嗅覚器

□嗅覚は，鼻腔の天井にある嗅上皮の嗅細胞によって受容される．

□嗅細胞は，先端に数本の嗅毛をもち，粘膜の表層の粘液内に入り，臭
い物質を受容する．

□嗅細胞から出た軸索が集まり嗅神経となり，篩骨の篩板の孔を通って
嗅球に至る．

J. 運動器系―総論

1. 骨

□骨の役割として，身体の支柱，関節運動，内臓・脳などの保護，カル
シウムやリンの貯蔵，造血機能があげられる．

□成人の骨格は，約200個の骨で構成され，長骨・短骨・扁平骨・含気
骨・不規則骨に大別できる．

□長骨の両端を骨端，その間を骨幹と呼ぶ．

□骨内部に空洞を有する骨を含気骨といい，上顎骨，前頭骨，篩骨，蝶
形骨，側頭骨がこれにあたる．

□骨は緻密質や海綿質からなる骨質，関節面と成長線にみられる軟骨
質，骨の中心にみられる骨髄，さらに骨表面を覆う骨膜から構成さ

れる.

□骨質の外層は緻密質，内層は海綿質である.

□長骨の骨端部には海綿質が多く，骨幹部には緻密質が多く存在する.

□骨内部には，細網組織である骨髄が存在し，成人では赤色骨髄と黄色骨髄が分けられる.

□赤色骨髄は造血機能をもつのに対し，黄色骨髄は脂肪で置換されて造血機能を失っている.

□骨は関節形成面を除き，線維性密性結合組織からなる骨膜に包まれる.

□骨膜には，血管や神経が豊富に存在する.

□関節軟骨には，血管が存在しないため，滑膜から分泌される滑液により栄養をとっている.

□骨の表層の緻密質は，血管を中心に同心円状の層板が並び，この層板をハバース層板という.

□骨表面に平行に配列する層板を基礎層板と呼ぶ.

□層板の中心に存在し，縦に走る血管腔をハバース管，横に走る血管腔をフォルクマン管と呼ぶ.

□ハバース管は，骨膜から血管を入れるフォルクマン管と交通し，骨表面にできた孔を栄養孔という.

□骨の発生様式には，軟骨内骨化と膜内骨化の2つの様式がある.

□軟骨内骨化は，軟骨組織による原型がつくられた後，軟骨組織が破壊され骨組織に置き換えられる様式で，この様式でつくられた骨は置換骨と呼ばれる.

□軟骨内骨化でつくられる骨として，体肢骨，脊柱，胸郭，頭蓋底の骨などがあげられる.

□膜内骨化は，結合組織中に軟骨を経ないで直接に骨組織が形成される様式で，この様式でつくられた骨は付加骨と呼ばれる.

□膜内骨化でつくられる骨として，脳頭蓋底を除く頭蓋骨や鎖骨があげられる.

□骨の長さの成長は，骨端軟骨による軟骨内骨化によって生じ，骨の太さの成長は骨膜による膜内骨化によって生じる.

2. 骨の連結 ■■■■■

□骨の連結様式は，線維性の連結，軟骨性の連結，滑膜性の連結に分け

られる.

□骨と骨が線維性結合組織で連結されるものが線維性の連結であり，頭蓋骨間の縫合，歯根と歯槽骨の釘植，靱帯結合などがこれにあたる.

□骨と骨が軟骨により連結されるものが軟骨性の連結であり，骨端軟骨結合，幼児の頭蓋底の蝶後頭軟骨結合，椎間円板，恥骨結合などがこれにあたる.

□骨端軟骨結合と幼児の頭蓋底の蝶後頭軟骨結合は，硝子軟骨からなる.

□椎間円板と恥骨結合は，線維軟骨からなる.

□関節包を有し，狭義の関節が滑膜性の連結である.

□一般的な関節は，関節頭と関節窩からなり，関節形成面は関節軟骨に覆われ，連結部は関節包に包まれて関節腔がつくられる.

□関節包は，内層の滑膜と外層の線維膜より構成され，滑膜は滑液の分泌・吸収を行う.

□滑液の働きとして，関節軟骨の栄養，物理的衝撃の緩和，関節の潤滑作用などがあげられる.

□靱帯は，関節腔外にある関節包外靱帯と関節腔内にある関節包内靱帯に分けられる.

□関節包内靱帯として，股関節の大腿骨頭靱帯や膝関節の前十字靱帯および後十字靱帯が存在する.

□関節の補助装置には，線維軟骨からなる関節円板・関節半月・関節唇がある.

□関節円板は胸鎖関節や顎関節に，関節半月は膝関節に，関節唇は肩関節や股関節に存在する.

□関節軟骨は硝子軟骨で構成され，栄養分は滑液から供給される.

□滑液包は，骨と筋の間や骨と腱の間に存在し，摩擦を軽減する.

□関節は，関節を構成する骨数により単関節と複関節に分けられる.

□単関節は 2 個の骨よりつくられる関節で，複関節は 3 個以上の骨によりつくられる関節である.

□関節は運動軸の数により，一軸性関節，二軸性関節，多軸性関節に分けられる（表14）.

□関節は，関節頭と関節窩の形状から表15のように分類される.

表14　関節運動の軸数による分類

分類	例
一軸性関節	蝶番関節，車軸関節
二軸性関節	楕円関節，鞍関節
多軸性関節	球関節

表15　関節の形状による分類

分類	例
球関節	肩関節，股関節
楕円関節	橈骨手根関節
蝶番関節	腕尺関節
顆状関節	中手指節関節
車軸関節	正中環軸関節
鞍関節	母指の手根中手関節
平面関節	椎間関節
半関節	仙腸関節

3.　骨格筋 ■■■■■

□骨格筋は，一般に関節をつなぐ形で存在するが，筋の一方が皮膚につく場合があり皮筋と呼ばれる．

□骨格筋はその形態により，紡錘状筋，羽状筋，半羽状筋，多頭筋，多腹筋，鋸筋，輪筋などに分けられる．

□紡錘状筋の中央部を筋腹，体幹に近い側を筋頭，遠い側を筋尾という．

□一般に，筋の両端のうち運動の少ないほうを起始，大きいほうを停止という．なお，起始と停止がはっきりしない筋もある．

□筋の収縮によって，関節角度が小さくなる運動を屈曲，大きくなる運動を伸展という．

□筋の収縮によって，体肢を体幹に近づく運動が内転，体肢を体幹から遠ざかる運動が外転である．

□筋の収縮によって，上腕や大腿などを骨の長軸を軸にして回転させる動きを回旋といい，前面を体幹に向けるようにねじる運動が内旋，後面を体幹に向けるようにねじる運動が外旋である．

□回内・回外は，前腕の回転運動に用いられ，肘関節90°屈曲位の時に手のひらを伏せる位置が回内，手のひらを上に向ける位置が回外である．

□内反・外反は，足首の関節運動に用いられ，一方の足の足底を他方足に向ける運動が内反，その逆が外反である．

□筋収縮によって，引き上げる運動を挙上，引き下げる運動を下制という.

□筋の収縮によって，管状や環状の器官を閉じる運動を括約，管状や環状の器官を開く運動を散大という.

□筋の補助装置は，筋運動を円滑に行うための構造物で，筋膜，筋支帯，滑液包，種子骨，筋滑車などがこれにあたる.

□筋表面を覆う結合組織性の膜を筋膜といい，筋の保護や筋収縮の制限，収縮時の隣接する筋との摩擦軽減などの作用がある.

□手関節部や足関節部には，腱の浮き上がりを防ぐ筋支帯があり，屈筋支帯や伸筋支帯などがある.

□滑液の詰まった小さな袋が滑液包であり，筋や腱が骨，靱帯，皮膚と接する部位に存在して衝撃や摩擦を軽減する.

□長い腱の周囲では，滑液包が腱を包む場合があり，滑液鞘または腱鞘と呼ばれる.

□腱に存在する類円形の小骨を種子骨といい，手や足などにみられ，腱の摩擦に抵抗する.

□膝蓋骨は，大腿四頭筋腱中に存在する人体最大の種子骨である.

□腱の走行を変えるための補助装置が筋滑車であり，上斜筋や顎二腹筋にみられる.

K. 運動器系─各論

1. 脊柱の骨・関節　■■■■■

□脊柱の構成は，頸椎，胸椎，腰椎，仙骨，尾骨である.

□頸椎の数は 7 個，胸椎の数は 12 個，腰椎の数は 5 個，仙骨の数は 1 個，尾骨の数は 1 個である.

□椎骨は，椎体と椎弓で構成され，その間に椎孔が形成される.

□椎孔の連続によって脊柱管が構成される．ここには脊髄が入る.

□椎弓から棘突起，横突起，上関節突起，下関節突起の 4 つの突起がでる.

□上関節突起（下位椎骨）と下関節突起（上位椎骨）によって，椎間関節が構成される．なお，椎間関節は平面関節である.

□上椎切痕（下位椎骨）と下椎切痕（上位椎骨）によって，椎間孔が構成される．なお，椎間孔を脊髄神経が通る.

□頸椎の横突起には横突孔があり，この孔を椎骨動・静脈が通る．

□頸椎には別名があり，第1頸椎を環椎と，第2頸椎を軸椎と，第7頸椎を隆椎と呼ぶ．

□椎体を欠く頸椎は第1頸椎で，歯突起をもつ頸椎は第2頸椎で，棘突起が突出して触察されるのは第7頸椎である．

□第1頸椎（歯突起窩）と第2頸椎（歯突起）の間に正中環軸関節がつくられる．

□第1頸椎（上関節面）と後頭骨（後頭顆）の関節を環椎後頭関節という．

□胸椎横突起にある横突肋骨窩は，第11・12胸椎にはない．

□腰椎には肋骨突起があり，その後下方には副突起と乳頭突起がある．

□仙骨の上面を仙骨底，下方を仙骨尖と呼ぶ．

□仙骨底の前方は，著しく突出し，岬角と呼ばれる．

□仙骨は，仙椎が癒合したものであり，正中部には4条の横線がある．

□仙骨前面には4対の前仙骨孔があり，この孔を仙骨神経前枝が通る．

□仙骨後面には4対の後仙骨孔があり，この孔を仙骨神経後枝が通る．

□仙骨後面の正中部には正中仙骨稜があり，この両側には中間仙骨稜がある．

□仙骨の耳状面は，寛骨と仙腸関節をつくる．

□成人の脊柱は，S字状の曲線を描いている．前弯しているのは頸部と腰部で，後弯しているのは胸部と仙骨部である．

□胎児の脊柱は，一次弯曲といい，後弯している．直立位が可能となってから頸部・腰部に前弯が出現する．これを二次弯曲という．

□椎間円板は，椎体を連結している．しかし，第1・2頸椎間には存在しない．

□椎間円板の構成は，髄核（中心部）と線維輪（外周）からなる．

□脊柱を安定させている靭帯は，前縦靭帯・後縦靭帯と呼ばれる．

□椎弓間を連結する靭帯は，弾性線椎の多い黄色靭帯と呼ばれる．

□棘突起の間を結ぶ靭帯を棘間靭帯と呼ぶ．

□棘突起の後端を上下に走行する靭帯を棘上靭帯と呼ぶ．

□頸椎棘突起後端の靭帯を項靭帯と呼ぶ．

□正中環軸関節を構成する歯突起の後方には，環椎横靭帯があり，関節を固定する．

2. 胸郭の骨・関節　　　■■■■■

☐ 胸部の骨は胸郭と呼ばれ，構成は胸骨 1 個，肋骨 12 対，胸椎 12 個である．

☐ 胸郭によってできる腔は，胸腔と呼ばれる．

☐ 胸郭上口の構成は，第 1 胸椎，第 1 肋骨，胸骨柄上縁である．

☐ 胸郭下口の構成は，第 12 胸椎，第 12 肋骨，第 7〜10 肋軟骨，剣状突起である．

☐ 胸郭は扁平骨で，胸骨柄，胸骨体，剣状突起の 3 つの部位からなる．

☐ 胸骨柄には，上縁にある頸切痕，鎖骨が連結する鎖骨切痕，第 1 肋軟骨が連結する肋骨切痕が存在する．

☐ 胸骨体には，第 2〜7 肋軟骨が連結する肋骨切痕がある．

☐ 胸骨柄と胸骨体との胸骨柄結合は，胸骨角と呼ばれ，触知可能である．

☐ 胸骨下端には，剣状突起が存在する．なお，ここは「みぞおち」と呼ばれる．

☐ 肋骨の数は 12 対で，形は弯曲した扁平な骨である．なお，後方は肋硬骨，前方を肋軟骨という．

☐ 肋硬骨は，肋骨頭，肋骨頸，肋骨体からなる．

☐ 肋骨後端にある肋骨頭は，胸椎の肋骨窩の間に肋骨頭関節がある．

☐ 肋骨にある肋骨結節と胸椎横突起にある横突肋骨窩の間に肋横突関節がある．

☐ 肋骨内面の肋骨溝を肋間神経や肋間動静脈が通る．

☐ 肋骨の強く弯曲する部位を肋骨角と呼び，各肋骨角は脊柱と平行に並ぶ．

☐ 第 1 肋骨には，前斜角筋結節がある．この結節の前方に鎖骨下静脈溝，後方に鎖骨下動脈溝がある．

☐ 第 1〜7 肋骨の肋軟骨と胸骨の肋骨切痕との間に胸肋関節がある．

☐ 第 8〜10 肋軟骨は，上位の肋軟骨について軟骨間関節を構成する．

☐ 肋骨は，胸骨と直接連結する第 1〜7 肋骨を真肋と呼び，胸骨に直接達しない第 8〜12 肋骨を仮肋と呼ぶ．

☐ 第 11・12 肋骨は，前方では胸骨と連結しておらず浮遊肋という．

☐ 第 1・11・12 肋骨の肋骨頭は，単一の肋骨窩（胸椎）と連結する．

☐ 第 11・12 肋骨の連結は，線維性連結である．

第 1 章　解剖学

127

3. 頭蓋の骨・関節 　　　■■■■■

- □頭蓋骨は，脳頭蓋と顔面頭蓋に分けられる．なお，頭蓋骨は 15 種 23 個である．
- □脳頭蓋は，後頭骨，蝶形骨，側頭骨，頭頂骨，前頭骨，篩骨の 5 種類である．
- □頭蓋骨間の大部分は，縫合により結合するが，蝶形骨と後頭骨の間は軟骨結合をしている．
- □冠状縫合は，左右の頭頂骨と前頭骨，矢状縫合は左右の頭頂骨，ラムダ縫合は後頭骨と左右の頭頂骨，輪状縫合は頭頂骨と側頭骨により結合する．
- □頭蓋骨で唯一の可動性結合は顎関節であり，側頭骨と下顎骨との間に存在する．
- □顎関節には，関節円板が存在する．
- □舌骨は，他の骨と関節をしておらず，靱帯や筋で位置を保っている．
- □脳頭蓋である後頭骨の下面には，大後頭孔がある（図 39）．

4. 上肢の骨・関節 　　　■■■■■

- □鎖骨の内側端は胸骨端と呼ばれ，外側端は肩峰端と呼ばれる．
- □肩甲骨前面は，浅く大きい窪み，肩甲下窩と呼ばれる．
- □肩甲骨後面には，骨の隆起である肩甲棘があり，その外側端を肩峰という．
- □肩峰は，鎖骨の外側端との間に肩鎖関節をつくる．
- □肩甲骨背側面は，棘上窩と棘下窩に二分される．
- □肩甲骨関節窩の上方に関節上結節，下方に関節下結節がある．
- □肩甲骨関節窩の基部は，肩甲頸と呼ばれる．
- □肩甲骨からは，鉤状の突起である烏口突起が突出する．
- □肩甲骨上縁には，肩甲切痕と呼ばれる切れ込みがあり，肩甲上神経が通る．
- □上腕骨上端には上腕骨頭があり，肩甲骨関節窩との間に肩関節をつくる．
- □上腕骨頭基部には，解剖頸がある．
- □上腕骨頭後外側の隆起は大結節，前内側の隆起は小結節という．
- □上腕骨の大結節と小結節の間には，結節間溝がある．

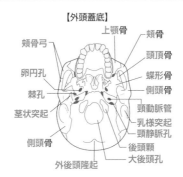

【外頭蓋底】

頬骨弓　上顎骨　頬骨
卵円孔　　　　頭頂骨
棘孔　　　　　蝶形骨
茎状突起　　　側頭骨
　　　　　　　頸動脈管
側頭骨　　　　乳様突起
　　　　　　　頸静脈孔
外後頭隆起　　後頭顆
　　　　　　　大後頭孔

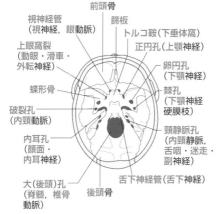

【内頭蓋底】

前頭骨
視神経管　　　篩板
（視神経，　　トルコ鞍（下垂体窩）
眼動脈）
上眼窩裂　　　正円孔（上顎神経）
（動眼・滑車・
外転神経）　　卵円孔
蝶形骨　　　　（下顎神経）
破裂孔　　　　棘孔
（内頸動脈）　（下顎神経
　　　　　　　硬膜枝）
内耳孔　　　　頸静脈孔
（顔面・　　　（内頸静脈,
内耳神経）　　舌咽・迷走・
　　　　　　　副神経）
大（後頭）孔　舌下神経管（舌下神経）
（脊髄，椎骨　後頭骨
動脈）

図 39　頭蓋底

□上腕骨の結節間溝を上腕二頭筋長頭腱が通る.
□上腕骨の外科頸は，骨折の好発部位である.
□上腕骨三角筋粗面は，三角筋が付着する.
□上腕骨体後面には橈骨神経溝があり，橈骨神経がここを通る.
□上腕骨下端部は，骨が突出をして内側上顆および外側上顆と呼ばれる.

□上腕骨滑車は，尺骨の滑車切痕との間に腕尺関節をつくる.

□上腕骨小頭は，橈骨頭の上面との間に腕橈関節をつくる.

□肘関節屈曲時では，上腕骨の鉤突窩に尺骨の鉤状突起が入り，上腕骨の橈骨窩に橈骨頭が入る. 一方，肘関節伸展時では肘頭窩に尺骨の肘頭が入る.

□上腕骨内側上顆の後面には，尺骨神経が通る尺骨神経溝がある.

□橈骨関節環状面と尺骨橈骨切痕の間を上橈尺関節という.

□橈骨と尺骨の骨間縁には，前腕骨間膜が張る.

□橈骨尺骨切痕と尺骨関節環状面の間を下橈尺関節という.

□橈骨の下端外側部には，茎状突起が突出する.

□橈骨の下端下面は手根関節面と呼ばれ，近位列手根骨と関節面をなす.

□尺骨下端は，尺骨頭と呼ばれる.

□尺骨の下端内側部には，茎状突起が突出する.

□手根骨近位列は，尺側より豆状骨，三角骨，月状骨，舟状骨から構成される.

□手根骨遠位列は，尺側より有鈎骨，有頭骨，小菱形骨，大菱形骨から構成される.

□手根骨掌側には，尺側の隆起（豆状骨と有鈎骨）と橈側の隆起（舟状骨結節と大菱形骨結節）がある. この隆起の中央の溝は手根溝と呼ばれる.

□屈筋支帯は，手根溝両側の隆起間に張り，手根溝を覆い手根管となる.

□手根管を正中神経，長母指屈筋腱，浅指屈筋腱，深指屈筋腱が通る.

□中手骨は，中手骨底，中手骨体，中手骨頭の3部からなる.

□第2～4指は，基節骨，中節骨，末節骨の3種の指骨から構成される.

□第1指では，中節骨がなく基節骨と末節骨から構成される.

□掌側の手の腱中に存在する種子骨は，骨との摩擦を防いでいる.

□腱中に存在する種子骨は，第1中手骨遠位端に2個みられ，第2～5中手骨遠位端にも1個の種子骨がみられることがある.

5. 下肢の骨・関節

□下肢骨は，下肢帯の骨と自由下肢骨に大別される.

□下肢帯の骨は，寛骨である.

□寛骨は，上部の腸骨，後下部の坐骨，前下部の恥骨からなる.

□股関節の構成は寛骨臼と大腿骨頭で，形状は臼状関節である．

□股関節には，線維軟骨の関節唇が存在する．

□寛骨臼には，関節面である月状面と寛骨臼窩がある．

□寛骨臼窩の下方を寛骨臼切痕と呼び，血管・神経などの通り道となる．

□寛骨臼の下方には閉鎖孔があり，坐骨と恥骨によって構成される．

□閉鎖孔は，結合組織成の膜（閉鎖膜）で閉ざされるが，上隅には閉鎖管があり，閉鎖動脈，閉鎖静脈，閉鎖神経が通る．

□腸骨は，腸骨体と腸骨翼に分かれ，腸骨翼の上縁部を腸骨稜と呼ぶ．

□腸骨の耳状面は，仙骨の耳状面と仙腸関節をつくる．

□腸骨（腸骨翼）にある突起は，上前腸骨棘，下前腸骨棘，上後腸骨棘，下後腸骨棘である．

□坐骨の後縁下端隆起は，坐骨結節と呼ばれる．

□恥骨は，恥骨体，恥骨下枝，恥骨上枝の3部に分けられる．

□骨盤の構成は，左右の寛骨，仙骨，尾骨である．

□左右の寛骨は，前方では結合している．これを恥骨結合という．

□左右の寛骨は，後方では仙骨と連結している．これを仙腸関節という．

□骨盤の大骨盤と小骨盤に分けられる境界は，分界線と呼ばれる．後者には骨盤内臓が入る（図40）．

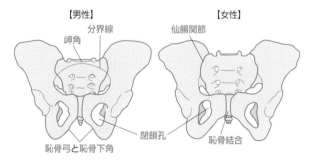

	骨盤上口	骨盤腔	閉鎖孔	恥骨下角
男性	ハート形	漏斗形	卵円形	50〜60°
女性	楕円形	円筒形	三角形	70〜90°

図40　骨盤の性差

□大腿骨は，人体で最長の長骨である．

□大腿骨頭の中央には，大腿骨頭窩が存在し，大腿骨頭靭帯が付着する．

□大腿骨頸の軸と大腿骨体の軸は交叉し，頸体角と呼ばれる．なお，成人では 120～130°の角度を呈する．

□大腿骨頸と大腿骨体の移行部には，大転子および小転子と呼ばれる骨の隆起がある．

□大腿骨下端には，内側顆，外側顆，膝蓋面がある．なお，膝蓋面は膝蓋骨との関節面である．

□膝蓋骨は，大腿四頭筋の腱中にある人体最大の種子骨である．

□下腿の内側に位置する長骨を脛骨，外側に位置する長骨を腓骨と呼ぶ．

□脛骨の上端は，内側顆，外側顆と呼ばれる．なお，下端は内果と呼ぶ．

□脛骨上端の上面には，顆間隆起がある．この前後に，前十字靭帯が付着する前顆間区と後十字靭帯が付着する後顆間区がある．

□脛骨体前縁の上端には脛骨粗面があり，膝蓋靭帯が付着する．

□脛骨外側顆（腓骨関節面）と腓骨上端（腓骨頭関節面）で，脛腓関節がつくられる．

□脛骨と腓骨は，下腿骨間膜により結合される．

□腓骨の上端は腓骨頭，下端は外果と呼ぶ．

□腓骨頭は，大腿二頭筋の停止部である．

□膝関節は，大腿骨，脛骨，膝蓋骨からなる複関節である．

□脛骨には，線維性軟骨でつくられる関節半月があり，膝関節の適合性を高め，衝撃に対する緩衝作用を示す．

□関節半月は，内側にある内側半月（C字形）と外側にある外側半月（O字形）からなる．

□距腿関節は，脛骨の脛骨内果関節面，脛骨下関節面，腓骨の腓骨外果関節面で関節窩をつくり，距骨の距骨滑車と関節をつくる．

□足根骨は7個あり，近位列と遠位列に分かれる．近位列は距骨と踵骨から，遠位列は舟状骨，立方骨，内側楔状骨，中間楔状骨，外側楔状骨で構成される．

□踵骨には，踵骨隆起と呼ばれる部位があり，下腿三頭筋の停止腱（アキレス腱）が付着する．

□横足根関節の構成は，距骨，踵骨，舟状骨，立方骨である．なお，別名としてショパール関節とも呼ばれる．

□足根中足関節は，リスフラン関節とも呼ばれ，楔状骨（内側・中間・外側），立方骨，中足骨で構成される．

6. 筋の起始・停止　■■■■■

□浅胸筋の起始・停止を**表16**にまとめる．

表16　浅胸筋

浅胸筋	起　始	停　止	神　経	作　用
大胸筋	鎖骨内側1/2，胸骨，腹直筋鞘，肋軟骨	上腕骨大結節稜	内側・外側胸神経	肩関節屈曲・内転・内旋
小胸筋	第2～5肋骨	肩甲骨烏口突起	内側・外側胸神経	肩甲骨を前方・下方へ引く
前鋸筋	第1～9肋骨	肩甲骨内側縁	長胸神経	肩甲骨を前方に引く

□腹部の筋の起始・停止を**表17**にまとめる．

表17　腹部の筋

腹部の筋	起　始	停　止	神　経	作　用
腹直筋	恥骨	第5～7肋軟骨前面，剣状突起	肋間神経	体幹屈曲
腰方形筋	腸骨稜	第12肋骨	腰神経叢	腰椎側屈・後屈

□浅背筋の起始・停止を**表18**にまとめる．

表18　浅背筋

浅背筋	起　始	停　止	神　経	作　用
僧帽筋	外後頭隆起，項靱帯，胸椎棘突起	肩甲棘，肩峰，鎖骨外側1/3	副神経，頸神経叢	上部：肩甲骨の上方回旋・内転・挙上 中部：肩甲骨内転 下部：肩甲骨の上方回旋・内転・下制
広背筋	棘突起，腸骨稜，下位肋骨	小結節稜	胸背神経	肩関節伸展・内転・内旋

第1章　解剖学

133

表18　つづき

浅背筋	起　始	停　止	神　経	作　用
肩甲挙筋	第1〜4頸椎横突起	肩甲骨上角	肩甲背神経	肩甲骨挙上・下方回旋
大菱形筋	第1〜4胸椎棘突起	肩甲骨内側縁下部	肩甲背神経	肩甲骨の挙上・内転・下方回旋
小菱形筋	第6〜7頸椎棘突起	肩甲骨内側縁上部	肩甲背神経	肩甲骨の挙上・内転・下方回旋

□上肢帯の筋の起始・停止を**表19**にまとめる.

表19　上肢帯の筋

上肢帯の筋	起　始	停　止	神　経	作　用
三角筋	肩峰，肩甲棘，鎖骨外側1/3	三角筋粗面	腋窩神経	肩関節外転・屈曲・伸展
棘上筋	棘上窩	大結節	肩甲上神経	肩関節外転
棘下筋	棘下窩	大結節	肩甲上神経	肩関節外旋
小円筋	肩甲骨外側縁	大結節	腋窩神経	肩関節外旋
大円筋	肩甲骨下角	小結節稜	肩甲下神経	肩関節内旋・内転
肩甲下筋	肩甲下窩	小結節	肩甲下神経	肩関節内旋

□上腕の筋の起始・停止を**表20**にまとめる.

表20　上腕の筋

上腕の筋	起　始	停　止	神　経	作　用
上腕二頭筋長頭	関節上結節	橈骨粗面，前腕筋膜	筋皮神経	肘関節屈曲・回外
上腕二頭筋短頭	烏口突起	橈骨粗面，前腕筋膜	筋皮神経	肘関節屈曲・回外
烏口腕筋	烏口突起	上腕骨体	筋皮神経	肩関節屈曲・内転

表20 つづき

上腕の筋	起 始	停 止	神 経	作 用
上腕筋	上腕骨体前面下半分	尺骨粗面	筋皮神経（橈骨神経）	肘関節屈曲
上腕三頭筋長頭	関節下結節	肘頭	橈骨神経	肘関節伸展
上腕三頭筋外側頭	上腕骨体外側面	肘頭	橈骨神経	肘関節伸展
上腕三頭筋内側頭	上腕骨体後面	肘頭	橈骨神経	肘関節伸展
肘筋	上腕骨外側上顆	尺骨上部後面	橈骨神経	肘関節伸展
円回内筋上腕頭	上腕骨内側上顆	回内筋粗面	正中神経	前腕回内・屈曲
円回内筋尺骨頭	尺骨鈎（鉤）状突起	回内筋粗面	正中神経	前腕回内・屈曲
橈側手根屈筋	上腕骨内側上顆	第2・3中手骨底	正中神経	手根の屈曲・外転
長掌筋	上腕骨内側上顆	手掌腱膜	正中神経	手根の屈曲
尺側手根屈筋上腕頭	上腕骨内側上顆	豆状骨，第5中手骨底	尺骨神経	手根の屈曲・内転
尺側手根屈筋尺骨頭	尺骨上半部後縁	豆状骨，第5中手骨底	尺骨神経	手根の屈曲・内転
浅指屈筋上腕尺骨頭	尺骨粗面，上腕骨内側上顆	第2〜5中節骨底	正中神経	第2〜5指中節屈曲
浅指屈筋橈骨頭	橈骨上部前面	第2〜5中節骨底	正中神経	第2〜5指中節屈曲
深指屈筋	尺骨体前面，前腕骨間膜	第2〜5末節骨底	橈側：正中神経 尺側：尺骨神経	第2〜5指末節屈曲
方形回内筋	尺骨下部前面	橈骨下部前面	正中神経	前腕回内
腕橈骨筋	上腕骨下部外側縁	橈骨茎状突起	橈骨神経	肘関節屈曲
長橈側手根伸筋	上腕骨外側上顆	第2中手骨底	橈骨神経	手根の伸展・外転
短橈側手根伸筋	上腕骨外側上顆	第3中手骨底	橈骨神経	手根の伸展・外転

表20　つづき

上腕の筋	起　始	停　止	神　経	作　用
尺側手根伸筋	上腕骨外側上顆	第5中手骨底	橈骨神経	手根の伸展・内転
回外筋	上腕骨外側上顆	橈骨上部外側面	橈骨神経	前腕回外

□内寛骨筋の起始・停止を**表21**にまとめる.

表21　内寛骨筋

内寛骨筋	起　始	停　止	神　経	作　用
腸腰筋（腸骨筋・大腰筋）	腸骨窩，腰椎椎体，肋骨突起	大腿骨小転子	大腿神経，腰神経叢の枝	股関節屈曲

□外寛骨筋の起始・停止を**表22**にまとめる.

表22　外寛骨筋

外寛骨筋	起　始	停　止	神　経	作　用
大殿筋	腸骨外面，尾骨後面，仙骨，仙結節靱帯	大腿骨殿筋粗面，腸脛靱帯	下殿神経	股関節伸展
中殿筋	腸骨外側面	大腿骨大転子	上殿神経	股関節外転
小殿筋	腸骨外側面	大腿骨大転子	上殿神経	股関節外転
大腿筋膜張筋	上前腸骨棘	腸脛靱帯	上殿神経	股関節屈曲，下腿伸展
梨状筋	仙骨前面	大腿骨大転子	仙骨神経叢	股関節外旋
大腿方形筋	坐骨結節	大腿骨転子間稜	仙骨神経叢	股関節外旋

□大腿の筋の起始・停止を**表23**にまとめる.

表23 大腿の筋

大腿の筋	起始	停止	神経	作用
縫工筋	上前腸骨棘	脛骨粗面内側部	大腿神経	股関節屈曲・外転・外旋,膝関節屈曲・内旋
大腿四頭筋, 大腿直筋	下前腸骨棘	膝蓋骨につき,膝蓋靱帯を経て脛骨粗面へ	大腿神経	大腿屈曲, 膝関節伸展
大腿四頭筋, 外側広筋	大腿骨粗線外側唇	膝蓋骨につき,膝蓋靱帯を経て脛骨粗面へ	大腿神経	膝関節伸展
大腿四頭筋, 中間広筋	大腿骨体前面	膝蓋骨につき,膝蓋靱帯を経て脛骨粗面へ	大腿神経	膝関節伸展
大腿四頭筋, 内側広筋	大腿骨粗線内側唇	膝蓋骨につき,膝蓋靱帯を経て脛骨粗面へ	大腿神経	膝関節伸展
大腿二頭筋長頭	坐骨結節	腓骨頭	脛骨神経	股関節伸展,膝関節屈曲・外旋
大腿二頭筋短頭	大腿骨粗線外側唇	腓骨頭	総腓骨神経	膝関節屈曲・外旋
半腱様筋	坐骨結節	脛骨粗面内側部	脛骨神経	股関節伸展,膝関節屈曲・内旋
半膜様筋	坐骨結節	脛骨内側顆後面	脛骨神経	股関節伸展,膝関節屈曲・内旋
薄筋	恥骨下枝前面	脛骨粗面内側部	閉鎖神経	股関節内転,下腿屈曲・内旋
長内転筋	恥骨体前面	大腿骨粗線内側唇	閉鎖神経	股関節内転

表23　つづき

大腿の筋	起　始	停　止	神　経	作　用
短内転筋	恥骨下枝前面	大腿骨粗線内側唇	閉鎖神経	股関節内転
大内転筋	坐骨結節・坐骨枝，恥骨下枝前面	大腿骨粗線内側唇，大腿骨内側上顆	閉鎖神経，脛骨神経	股関節内転
恥骨筋	恥骨櫛	大腿骨恥骨筋線	大腿神経	股関節屈曲・内転
外閉鎖筋	閉鎖膜外面	大腿骨転子窩	閉鎖神経	股関節外旋・内転

□下腿の筋の起始・停止を表24にまとめる．

表24　下腿の筋

下腿の筋	起　始	停　止	神　経	作　用
前脛骨筋	脛骨外側面，下腿骨間膜	内側楔状骨，第1中足骨底	深腓骨神経	足の背屈・内反
第3腓骨筋	長趾伸筋の分束	足背第5中足骨底	深腓骨神経	足の外反・背屈
腓腹筋，内側頭	大腿骨内側上顆	踵骨隆起	脛骨神経	足の底屈
腓腹筋，外側頭	大腿骨外側上顆	踵骨隆起	脛骨神経	足の底屈
ヒラメ筋	腓骨頭・ヒラメ筋線	踵骨隆起	脛骨神経	足の底屈
後脛骨筋	下腿骨間膜後面	舟状骨，全楔状骨立方骨，第2・3中足骨底	脛骨神経	足の底屈・内反
足底筋	大腿骨外側上顆	踵骨腱内側縁に癒合	脛骨神経	足の底屈
膝窩筋	大腿骨外側上顆	脛骨上部後面	脛骨神経	膝関節屈曲，脛骨内旋
長腓骨筋	腓骨頭，腓骨体上部外側面	内側楔状骨，第1・2中足骨底	浅腓骨神経	足を外反・底屈
短腓骨筋	腓骨体下部外側面	第5中足骨底	浅腓骨神経	足を外反・底屈

第2章
生理学

A. 生理学の基礎

1. 生理学とは

□生理学は，生物体の機能（仕組み）について研究する学問である．

2. ホメオスタシス

【内部環境】

□内部環境とは，細胞を取り巻く細胞外液の状態を指す．

□細胞外液や各生体機能が一定に保たれる仕組みをホメオスタシス（恒常性）という．

□内部環境は，内分泌系や神経系によるフィードバック機構によって調節される．

【フィードバック機構】

□フィードバック機構とは，原因と結果がある場合に，結果が原因を促進または抑制し，調節する機構のことである．

□フィードバック機構には，正のフィードバック機構と負のフィードバック機構がある．

□負のフィードバック機構は，結果が原因を抑制する機構である．

□正のフィードバック機構は，結果が原因を促進する機構である．

□ホメオスタシスは，主に負のフィードバック機構によって調節される．

3. 細胞の構造と機能

【細 胞】

□人体は，約数十兆個の細胞により構成される．

□細胞は，生物体の基本単位となり，その平均的な大きさは10〜30 μm である．

□細胞は，細胞質と核から構成され，周囲を細胞膜で覆われた構造である．

□細胞質には，特定の構造と機能を有する細胞小器官が存在する．

□細胞内小器官には，液状成分である細胞質基質（サイトゾル）が存在する．

【細胞膜】

□細胞膜は，リン脂質を主成分とする脂質二重膜と蛋白質より構成される（図1）．

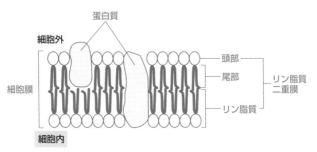

図1　細胞膜の構造

□細胞膜の主成分であるリン脂質は，頭部と尾部より構成される．
□リン脂質頭部は，リン酸基から構成され，親水性の性質を示す．
□リン脂質尾部は，脂肪酸より構成され，疎水性の性質を示す．
□細胞膜は，疎水性のリン脂質尾部を内側に向けた脂質二重膜となる．
□細胞膜上の蛋白質には，物質輸送に関わる輸送体，イオンの受動輸送を担うチャネル，細胞外の特定の物質と特異的に結合するレセプター，触媒作用をもつ触媒などがある．
□輸送体には，細胞膜を通過しにくい物質の受動輸送に関わる輸送体と，イオンポンプのような能動輸送に関わる輸送体などが存在する．
□細胞膜は，物質の種類によって透過性が異なり，これを選択的透過性という．

【核】

□核内には，遺伝情報をもつ物質であるDNA（デオキシリボ核酸）が存在する．
□DNAは，五炭糖であるデオキシリボースとリン酸，塩基からなるヌクレオチドが鎖状に結合した高分子化合物である．
□核膜には，多数の核膜孔が存在し，核内外の物質輸送に関わる．

【染色質と染色体】

□ ヒストン（蛋白質）にDNAが巻きついた構造をクロマチン（染色質）という.

□ 細胞分裂時に，クロマチンは凝集し，染色体となる．なお，分裂期以外はクロマチンとして核内に分散し存在する.

【細胞内小器官】

□ 細胞内小器官には，ミトコンドリア，滑面小胞体，粗面小胞体，ゴルジ装置，リボソーム，中心体などがある.

□ ミトコンドリアは，内膜と外膜の二重膜で覆われた内腔をもつ構造である.

□ ミトコンドリア内膜のひだ状の構造をクリステという.

□ ミトコンドリアは，ATP（アデノシン三リン酸）合成に関与する（クエン酸回路や電子伝達系）.

□ ミトコンドリアは，代謝の著しい心筋や横紋筋に多く存在する.

□ 小胞体には，粗面小胞体と滑面小胞体が存在する.

□ 粗面小胞体の表面にはリボソームが付着し，蛋白質合成に関わる.

□ 滑面小胞体にはリボソームは付着せず，表面が滑らかである.

□ 滑面小胞体は，細胞によってその機能が異なり，脂質代謝やステロイドホルモン合成，解毒などに関わる.

□ ゴルジ装置は，粗面小胞体から送られた分泌蛋白質に，多糖類や脂質による修飾や濃縮を行う.

□ リボソームは，蛋白質合成に関わる細胞小器官の一つであり，小胞体に付着するものと，細胞質中に遊離したものがある.

□ リソソームは，内部に加水分解酵素をもち，細胞内へ取り込んだ物質や代謝産物などを分解する.

□ 中心体は，細胞分裂時の紡錘糸やべん毛の形成に関わる.

【細胞骨格】

□ 細胞骨格は，細胞質に存在する網の目状および束状の構造で，細胞構造の維持，細胞内物質の輸送などに関与する.

□ 細胞骨格は，マイクロフィラメント，中間径フィラメント，微小管などがある.

【エンドサイトーシスとエクソサイトーシス】

- □細胞外液に存在する物質を，細胞膜でつくる小胞により細胞内に取り込む過程をエンドサイトーシスと呼ぶ．
- □エンドサイトーシスの中でも，免疫系の細胞が微生物などの異物を取り込み消化する働きを食作用という．
- □小胞膜が細胞膜と融合し，小胞内容物を細胞内から細胞外に放出する機構をエクソサイトーシス（開口分泌）という．
- □エクソサイトーシス，エンドサイトーシスによる物質の移動は，ATP が供給するエネルギーを必要とする．

4. 細胞膜を介した物質の移動　■■■■■■

【受動輸送】

- □細胞膜を介した細胞内外の物質の濃度などの勾配に従う移動を，受動輸送という．
- □受動輸送には，拡散，浸透，濾過などがある．
- □細胞膜を自由に移動できる酸素，二酸化炭素やアルコールなどが，濃度勾配に従い細胞膜を移動する現象を拡散と呼ぶ．
- □半透膜を介して水などの溶媒が，低濃度な場所から高濃度な場所に移動し，濃度を薄くする現象を浸透と呼ぶ．
- □水や小さな物質が，孔（穴）を通って移動する現象を濾過と呼ぶ．

【能動輸送】

- □ATP（エネルギー）を使い，濃度勾配に逆らう物質の移動を能動輸送という．
- □能動輸送は，一次能動輸送と二次能動輸送に分けられる．
- □一次能動輸送は，ATP のエネルギーを直接に利用し，物質を勾配に逆らい輸送するもので，ナトリウムポンプなどがこれにあたる．
- □二次能動輸送は，一次能動輸送によってつくられたイオンの電気化学的勾配によって物質を輸送する能動輸送をいう．

5. 蛋白質合成　■■■■■■

- □DNA の遺伝情報を mRNA（メッセンジャー RNA）に写しとることを転写という．
- □mRNA からリボソームで蛋白を合成することを翻訳という（図2）．

DNA ⟶ mRNA ⟶ 蛋白質
　　　転写　　　　翻訳

図2　転写・翻訳

□RNA には，転写に関わる mRNA，アミノ酸を運ぶ tRNA，リボソームの構成成分である rRNA がある.

□蛋白質合成は「核内で DNA から mRNA が転写→ mRNA が核外へ出てリボソームと結合→ tRNA がアミノ酸を運び，リボソーム上で遺伝情報どおりにアミノ酸をつなげる」の順に行われる.

6.　体液の区分と組織

□成人の体液量は，体重のおよそ 60% を占める（**表1**）.

表1　成人の体液量

体　液	細胞外液 （体重の20%）	・血漿(体重の5%)と組織液(間質液，体重の15%)に分けられる ・多い陽イオン：ナトリウムイオン(Na^+) ・多い陰イオン：塩化物イオン(Cl^-)，重炭酸イオン(HCO_3^-)
	細胞内液 （体重の40%）	・多い陽イオン：カリウムイオン(K^+) ・多い陰イオン：リン酸イオン(HPO_4^-)，蛋白質

□pH は 0〜14 までの数値で表し，小さいほど水素イオン濃度が高く，酸性度が強い.

□血液（動脈血）の pH は，7.4±0.05 である.

□アシデミアは，血液の pH が 7.35 以下になった状態を指す.

□アルカレミアは，血液の pH が 7.45 以上になった状態を指す.

□アシドーシスは，酸塩基平衡を酸性側に傾けようとする状態である.

□アルカローシスは，酸塩基平衡をアルカリ性側に傾けようとする状態である.

□血液は，代謝によって生じた多量の揮発性酸（CO_2）と不揮発性酸（乳酸，リン酸，ケトン体など）のため，常に酸性に傾きやすい状態にある.

143

□代謝により生じる酸の99%は炭酸（H_2CO_3）であり，これはCO_2とH_2Oが反応して生成し，HCO_3^-とH^+に解離する（図3）．

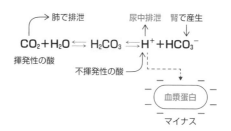

図3　炭酸（H_2CO_3）の反応

□揮発性の酸であるCO_2は呼吸によって排泄され，不揮発性の酸は腎から尿中に排泄される．

□CO_2やH^+は，血液中で血漿蛋白やヘモグロビンにより緩衝される（血液緩衝系）．

□HCO_3^-は，腎尿細管細胞により供給され，H^+の緩衝に働く．

□呼吸困難などにより体内の二酸化炭素分圧（PCO_2）が増加すると，血漿pHが低下する．これを呼吸性アシドーシスと呼ぶ．

□呼吸性アシドーシスにおける代償作用では，腎におけるH^+分泌（排泄）およびHCO_3^-の産生（再吸収）が増加する．

□過呼吸などで体内のPCO_2が低下すると，血漿pHが増加する．これを呼吸性アルカローシスと呼ぶ．

□呼吸性アルカローシスにおける代償作用では，腎によるH^+分泌が低下し，それによりHCO_3^-の産生（再吸収）が低下する．

□呼吸以外の要因で血漿pHが低下する病態を代謝性アシドーシス，血漿pHが上昇する病態を代謝性アルカローシスという．

□腎不全などでのH^+の排泄低下や糖尿病でのケトン体過剰産生によって，代謝性アシドーシスになる．

□嘔吐により胃酸を喪失した場合には，代謝性アルカローシスになる．

□代謝性アシドーシスでは，呼吸による代償作用が働いて呼吸が促進され，代謝性アルカローシスでは呼吸が抑制される（表2）．

表2 アシドーシスとアルカローシス

病　態	原因（例）	血漿 pH	PCO₂	HCO₃⁻
呼吸性アシドーシス	呼吸不全	低下	上昇	上昇※
呼吸性アルカローシス	過呼吸	上昇	低下	低下※
代謝性アシドーシス	糖尿病，腎不全	低下	低下※	低下
代謝性アルカローシス	嘔吐	上昇	上昇※	上昇

※代償作用

B. 筋の生理

1. 筋組織

□筋組織は，形態学的および生理学的に骨格筋，心筋，平滑筋に分類される（表3）.

表3　骨格筋・心筋・平滑筋

	骨格筋	心　筋	平滑筋
筋線維	横紋筋	横紋筋	平滑筋
支配神経	運動神経	自律神経	自律神経
随意・不随意	随意筋	不随意筋	不随意筋
細　胞	多核細胞	単核細胞	単核細胞
収　縮	強縮が多い	単収縮のみ	ほとんど強縮
疲　労	疲労しやすい	疲労しにくい	疲労しにくい
絶対不応期	1〜2 m 秒	200〜300 m 秒	50〜10 m 秒

2. 骨格筋

□骨格筋の筋線維は遅筋（Type Ⅰ）と速筋（Type ⅡB），さらにこれらの中間の性質をもつ中間筋（Type ⅡA）に分類される（表4, 5）.
□骨格筋が運動神経終末と接合する部分を神経筋接合部（運動終板）という.

第2章　生理学

145

表4　骨格筋線維の分類と特徴

	遅筋（Type Ⅰ）	中間筋（Type ⅡA）	速筋（Type ⅡB）
収縮速度	遅い	速い	速い
疲　労	遅い	中等度	速い
筋線維の太さ	細い	中等度	太い
色	赤い	赤い	白い
グリコーゲン	少ない	多い	多い
ミオグロビン	多い	多い	少ない
ミトコンドリア	多い	多い	少ない
ATPの供給源	クエン酸回路 電子伝達系	クエン酸回路 電子伝達系＋解糖系	解糖系

表5　遅筋と速筋の特徴

遅　筋	・赤色の酸素結合蛋白であるミオグロビンを多く含むため，赤筋とも呼ばれる ・ミトコンドリアが多く，クエン酸回路や電子伝達系により持続的かつ効率的にATPを産生できるため，持続的な収縮が可能である
速　筋	・筋線維が太く，より強い力で収縮できる ・グリコーゲンを多く含むため，解糖系により瞬発的にATPを産生することができるが，グリコーゲンが枯渇すると速やかに疲労する

3. 筋収縮　　■■■■■

□骨格筋の筋線維（筋細胞）には，多数の筋原線維が含まれる．

□筋原線維には細いアクチンフィラメントと太いミオシンフィラメントがある．

□ミオシンフィラメントの頭部には，ATP分解活性部位とアクチン結合部位が存在する．

□アクチンフィラメントは，G-アクチン，トロポミオシン，トロポニンから構成される．

□骨格筋の収縮は，アクチンフィラメントがミオシンフィラメントの間に滑り込むことで起こる．これを滑走説と呼ぶ（図4）．

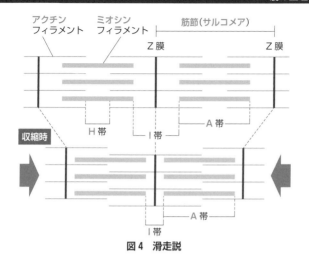

アクチン
フィラメント　　ミオシン
フィラメント　　　　　　筋節（サルコメア）

Ｚ膜　　　　　　　　　Ｚ膜

Ｈ帯　　Ｉ帯　　　　　　Ａ帯

収縮時

Ａ帯

Ｉ帯

図4　滑走説

□筋収縮時に，両フィラメントの長さは変化しない.

□ミオシンフィラメントからなるＡ帯（暗帯）の長さは変化せず，Ｉ帯（明帯）の長さが短くなる.

□筋収縮機構を**図5**に示す.

□筋細胞に1回の活動電位が生じることで起こる1回の筋収縮を単収縮という.

□収縮の加重とは，単収縮の途中で活動電位が起これば，収縮は加算されて大きくなることをいう.

□収縮の加重が短時間で繰り返し起こる状態を強縮という. なお，活動電位は加重しない.

□筋が収縮しても筋長に変化がなく，関節運動も起きない状態を等尺性収縮という.

□等尺性収縮は，静止性収縮と同義である.

□筋張力が変化せずに収縮する状態を等張性収縮という.

□単収縮の繰り返しや強縮により，収縮力が減少していくことを筋疲労という.

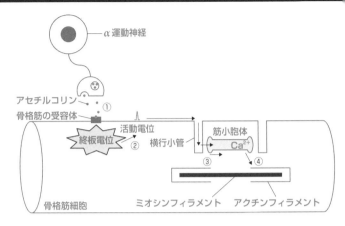

①α運動神経が興奮すると神経終末からアセチルコリンが放出され，骨格筋の受容体に結合する
②神経筋接合部で終板電位(EPSP)が発生し，筋細胞膜に活動電位が発生する
③活動電位が横行小管を介して筋小胞体に伝わり，その筋小胞体から Ca^{2+} が放出される
④Ca^{2+} がトロポミオシン上のトロポニンに結合すると，トロポミオシンの収縮抑制作用が解除され，ミオシンフィラメントがアクチンフィラメントに結合し，筋収縮を起こす

図5　筋収縮機構

□筋疲労時，骨格筋では乳酸の蓄積がみられる．
□筋収縮・弛緩の直接的なエネルギーは，アデノシン三リン酸（ATP）であり，クレアチンリン酸の分解により生成する（ローマン反応）．このように産生されるATPは少なく，運動が持続する時にはTCA回路（クエン酸回路）からのATP供給が必要になる．
□運動強度が大きくなると，グリコーゲンの分解と解糖系によりATPが産生される．
□心筋では，脱分極後 Ca^{2+} が持続的に流入するため，活動電位の持続が長く，不応期が長くなるため加重は起こらない．
□心筋細胞どうしは，ギャップ結合で連結されて密に連携しているため，一体化して収縮することができる．

□平滑筋は，紡錘形の単核細胞で構成され，主に内臓の運動を制御する．

C. 神経の生理

1. 神経信号の伝達 ■■■■■

□細胞膜の非興奮時における負の膜電位（細胞外に対して細胞内がマイナス）を静止膜電位という．

□静止膜電位は，K^+の平衡電位に近い値となる．

□静止膜電位の形成メカニズムを図6に示す．

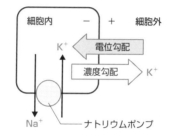

①ナトリウムポンプによる Na^+ の細胞外への汲み出しと，K^+ の細胞内への流入により，細胞外液が高 Na^+，細胞内液が高 K^+ となる
②ある種の K^+ チャネルが常に開口しているため，K^+ 膜透過性が Na^+ 膜透過性と比べて高い状態にあり，細胞内に多い K^+ が細胞外に流出する
③細胞外への K^+ の流出により，それを引き止める向きに電位勾配が生じる
④濃度勾配による K^+ の流出と電位勾配による K^+ の引き戻しが釣り合う K^+ の平衡電位が静止膜電位となる

図6 静止膜電位の形成メカニズム

□神経細胞や筋細胞などの興奮性細胞では，興奮時に膜電位が一過性に変化し，この電位変化を活動電位という．なお，活動電位の発生メカニズムを図7に示す．

□静止膜電位からの正の方向への電位変化を脱分極という．

□静止膜電位からの負の方向への電位変化を過分極という．

□脱分極が生じ，膜電位が閾電位を超えると活動電位が発生する．この時に必要な最小限の刺激を閾刺激という．

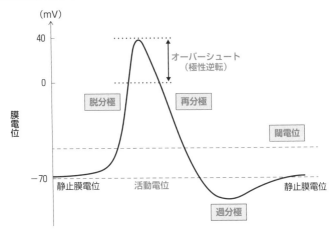

①細胞に刺激が生じると，細胞膜の Na^+ 透過性が亢進し，細胞内に Na^+ が流入して細胞膜電位が上昇する（脱分極）

②その後，K^+ の透過性が亢進して K^+ の流出が生じる（再分極）

③膜電位が静止膜電位以下になる過分極の後，静止膜電位に戻る

図7　活動電位の発生メカニズム

□ **全か無かの法則**とは，閾刺激以下の大きさ（閾下刺激）では活動電位は発生せず，閾刺激以上の大きな刺激（閾上刺激）を加えても活動電位の大きさは変わらないことをいう．

□ **不応期**とは，活動電位発生後の一定時間，反応（刺激に対する活動電位の発生）が低下する時間をいい，絶対不応期と相対不応期がある．

□ **絶対不応期**は，刺激を与えてもまったく活動電位が発生しない時期である．

□ **相対不応期**は，閾上刺激であれば活動電位が発生する時期である．

□ 神経の軸索上を活動電位が伝播していくことを**興奮伝導**という．

□ 興奮伝導の三原則を**表6**に示す．

表6　奮伝導の三原則

両側性伝導	軸索に発生した興奮（活動電位）は，両方向に伝導する
絶縁性伝導	軸索の興奮は，隣接する軸索に伝播することはない
不減衰伝導	軸索の直径が一定であれば，興奮が小さくなることはない

□髄鞘は電気的絶縁性が高く，活動電位は発生しないため，有髄線維では跳躍伝導が起こり，無髄線維より興奮伝導速度は大きくなる．

□興奮伝導速度は，神経線維の直径に比例し，直径が大きいほど大きく，小さいほど小さくなる．

□神経に対する局所麻酔では，直径の小さい神経ほど速く麻酔され，大きい神経ほど麻酔されるのに時間がかかる（図8）．

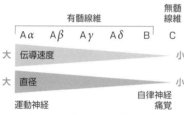

図8　神経の種類と伝導速度

□神経終末が他の神経細胞や器官と接合する部位をシナプスといい，神経伝達物質を介した化学的な情報伝達が行われる．

□神経終末には，神経伝達物質を含むシナプス小胞が存在し，活動電位が神経終末まで伝導されると神経伝達物質が放出され，シナプス後膜に存在するシナプス後受容体に結合する（図9）．

□神経伝達物質には，興奮性グルタミン酸や抑制性の GABA やグリシンなどがある．

□シナプス伝達の特徴を表7に示す．

2. 神経系の構成

□神経系は，脳と脊髄からなる中枢神経および脳神経と脊髄神経からなる末梢神経に分けられる．

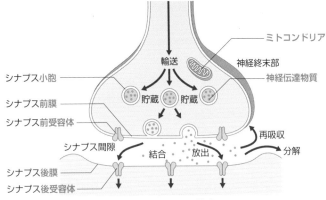

図9　シナプスの構造

表7　シナプス伝達の特徴

一方向性伝達	シナプス伝達は，シナプス前膜からシナプス後膜への一方向性である
シナプス遅延	シナプス前膜が興奮してから，シナプス後膜が興奮するまでに時間がかかる
易疲労性	シナプス前膜の連続刺激により神経伝達物質が枯渇するため，シナプス伝達が行われなくなる

□脳神経と主な機能を**表8**にまとめる.
□末梢神経は，運動や感覚に関わる体性神経と内臓の機能調節に関わる自律神経に分けられる.

3.　内臓機能の調節

【自律神経】
□臓器および器官は，持続的な自律神経からの刺激によって支配されている（持続性神経支配）.
□臓器および器官の働きは，交感神経と副交感神経の活動のバランスで調整される.

表8 脳神経と主な機能

番号：脳神経	主な機能	番号：脳神経	主な機能
Ⅰ：嗅神経	嗅覚	Ⅶ：顔面神経	顔面運動，唾液・涙液分泌，味覚
Ⅱ：視神経	視覚	Ⅷ：内耳神経	聴覚，平衡感覚
Ⅲ：動眼神経	眼球運動，縮瞳	Ⅸ：舌咽神経	嚥下，唾液分泌，味覚
Ⅳ：滑車神経	眼球運動	Ⅹ：迷走神経	内臓感覚，内臓運動
Ⅴ：三叉神経	咀嚼運動，顔面感覚	Ⅺ：副神経	頸部の運動
Ⅵ：外転神経	眼球運動	Ⅻ：舌下神経	舌運動

□自律神経（交感神経と副交感神経）の機能を**表9**に示す.

表9 自律神経の機能

交感神経	効果器	副交感神経
散 瞳	瞳 孔	縮 瞳
粘液性の分泌	唾液腺	漿液性の分泌
拡 張	気 道	収 縮
心拍数・収縮力増加	心 臓	心拍数・収縮力低下
収 縮	血 管	ほとんど作用しない
運動・分泌低下	消化管	運動・分泌増加
グリコーゲン分解	代 謝	グリコーゲン合成
蓄尿促進	膀 胱	排尿促進

□内臓機能の調節は，自律神経によって行われる.
□自律神経には，交感神経と副交感神経がある.
□自律神経は，節前線維と節後線維により末梢の効果器に情報を伝える.
□自律神経の節前線維終末からはアセチルコリンが分泌され，交感神経の節後線維終末からはノルアドレナリンが，副交感神経の節後線維終末からはアセチルコリンが分泌される.

□自律神経の節後線維には，ニコチン性アセチルコリン受容体が存在し，内臓などの効果器にはムスカリン性アセチルコリン受容体が存在する（図10）.

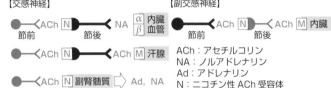

【交感神経】　　　　　　　　　　　　　【副交感神経】

ACh：アセチルコリン
NA：ノルアドレナリン
Ad：アドレナリン
N：ニコチン性 ACh 受容体
M：ムスカリン性 ACh 受容体
α, β：アドレナリン受容体

図10　自律神経の伝達物質と受容体

□多くの臓器，器官は拮抗的に作用する交感神経と副交感神経による二重支配を受ける.

□一部の臓器および器官は，交感神経または副交感神経のどちらか一方の神経のみで支配される場合もあり，単独性支配と呼ばれる（表10）.

表10　単独性支配例

交感神経のみの支配	瞳孔散大筋，副腎髄質，立毛筋，汗腺，大部分の血管
副交感神経のみの支配	瞳孔括約筋

【反　射】

□反射とは，内外環境の刺激に対して意識することなく筋活動や腺分泌などの生体反応を起こすことである.

□刺激を受けとる受容器から反射中枢を経て効果器に連なる神経経路を反射弓という.

□反射中枢が脊髄にあるものを脊髄反射という.

□反射中枢が脳幹にあるものを脳幹反射という.

□反射弓が体性神経系で構成されるものを体性反射という.

□自律神経系が関わる反射を内臓反射という.

□内臓反射の種類を表11に示す.

表11　内臓反射の種類

内臓反射の種類	求心路	遠心路	例
内臓-内臓**反射**	自律神経	自律神経	血圧調節（圧受容器反射），消化管運動（胃-大腸反射など），膀胱機能など
体性-内臓**反射**	体性神経	自律神経	皮膚への痛み刺激により交感神経の活動（心拍数上昇，発汗など）が誘発される
内臓-体性**反射**	自律神経	体性神経	腹腔内の炎症が腹筋群を収縮させる（筋性防御）

4. 各脳部位の機能　■ ■ ■ ■ ■

□大脳皮質は，高次機能に関わる部位である.

□大脳皮質は，機能的に運動野，感覚野とそれ以外の領域である連合野に分類される.

□運動野には，一次運動野，運動前野，補足運動野が含まれる.

□感覚野には，一次体性感覚野，視覚野，聴覚野が含まれる.

□前頭葉にブローカ野，側頭葉にウェルニッケ野などの言語野が局在する.

□大脳皮質の機能局在を**図11**に示す.

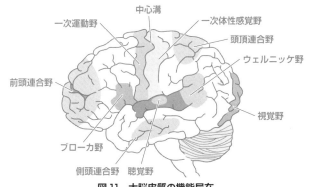

図11　大脳皮質の機能局在

第2章　生理学

□連合野は，ヒトの大脳皮質で最も発達しており，前頭連合野，頭頂連合野，側頭連合野に分けられる.

□連合野は，各情報を統合する機能をもつ.

□大脳皮質以外の各脳部位と機能を**表 12** に示す.

表 12　各脳部位と機能

延　髄	心臓中枢や呼吸中枢，血管運動中枢，嚥下中枢，咳中枢，嘔吐中枢などの生命維持に不可欠な中枢が局在する
視床下部	自律神経の統合中枢，内分泌の調節，体温調節中枢，摂食・飲水・性行動など本能行動の調節などの役割をもつ
大脳辺縁系	本能行動や情動行動，記憶，運動機能に関与する
小　脳	随意運動の調節および身体の平衡や姿勢の維持，運動の学習などの機能をもつ
大脳基底核	錐体外路系の一部であり，随意運動の調節や不随意運動に関与する

5. 脳の高次機能　　■ ■ ■ ■ ■

【脳　波】

□脳波は，大脳皮質の神経細胞の自発的な電気活動を記録したものである.

□脳波は，周波数によって 4 つに分類される（**表 13**）.

表 13　脳　波

	脳　波	周波数 (Hz)	生理学的な意義
δ		0.5〜3.5	・深睡眠時にみられる ・新生児や幼児の基礎律動として現れる
θ		4〜7	・入眠時にみられる ・小児の基礎律動として現れる
α		8〜13	・安静閉眼覚醒時にみられる ・開眼により抑制される（α 波阻止）
β		14〜	・精神活動時や開眼時にみられる

□成人の安静閉眼覚醒時に認められない異常脳波として，棘波（spike），
鋭波，θ波やδ波などの徐波，棘徐波結合などがある．

【睡眠と脳波】

□睡眠は，ノンレム睡眠とレム睡眠に分けられる（**表14**）．

表14　ノンレム睡眠とレム睡眠

ノンレム睡眠	・4つの睡眠深度からなる ・睡眠深度が深くなるにつれて高振幅の徐波が増加する
レム睡眠	・急速な眼球運動（Rapid Eye Movement）を伴う ・比較的に低振幅の徐波がみられる ・骨格筋の活動は完全に消失しているが，脳波は覚醒時と近く，夢をみていることが多い

D. 運動の生理

1. 運動に関する中枢神経　■■■■■

□大脳皮質における運動に関与する部位として，一次運動野，補足運動野，運動前野，帯状皮質運動野などがあげられる．

□循環や呼吸など多数の生命維持機能に関与する中枢である脳幹には，運動神経線維の起始核も存在する．

□脳幹にある各神経の運動核によって，発声や嚥下，頭顔面部の筋の運動が支配されている．

□脊髄前角に存在するα運動ニューロンは，骨格筋の運動を支配する．

□大脳辺縁系は，本能行動や情動行動，記憶，運動機能に関与する．

□視床下部は，自律神経の統合中枢，内分泌の調節，体温調節中枢，摂食・飲水・性行動など本能行動の調節などの役割をもつ．

□錐体路は随意運動の伝導路であり，大脳皮質の運動野に存在するベッツの巨大錐体細胞と呼ばれる神経細胞より始まる．

2. 運動ニューロンと運動単位　■■■■■

□運動ニューロンは，骨格筋をコントロールする神経細胞のことを呼び，さらに脳から脊髄前角までを上位運動ニューロン，脊髄前角から筋線維までを下位運動ニューロンと呼ぶ．

□下位運動ニューロンには，α運動ニューロンとγ運動ニューロンの2種類がある.

□一つの運動ニューロンは，枝分かれして複数の筋線維を支配するが，一つの運動ニューロンとそれにより支配されるすべての筋線維を運動単位という.

□一つの運動単位を構成する骨格筋線維は，すべて同じ分類の骨格筋線維である.

□一つの運動ニューロンが支配する筋線維の数を神経支配比という.

□神経支配比は，精密な動きをする筋では小さく，おおまかな運動をする大腿や体幹の筋では大きい.

□筋収縮で発生する力の大きさは，動員される運動単位の数，α運動ニューロンの活動電位の発生頻度などによって調節される.

□中枢からの運動の命令は，脊髄や脳幹に起始するα運動ニューロンによって骨格筋へ伝わる.

□運動ニューロンと骨格筋の間のシナプスを神経筋接合部といい，興奮性シナプスの一種である.

□神経筋接合部の運動神経末端からは，アセチルコリンが放出される.

3. 反射と反射弓 ■■■■■

【筋紡錘】

□筋紡錘は，筋腹中に存在する長さ2〜4 mmの紡錘形の深部感覚受容器である.

□筋紡錘は，筋の伸展度と伸展速度を受容する.

□筋紡錘は，筋線維と並列に配置され，筋紡錘の求心路はⅠa線維とⅡ線維である.

□筋紡錘の内部には，錘内筋線維があり，錘外筋線維と平行に並ぶ.

□筋紡錘の錘内筋線維は，脊髄のγ運動ニューロンによって支配される.

【ゴルジ腱器官】

□腱には，腱の伸長を受容するゴルジ腱器官（腱紡錘）が存在する.

□ゴルジ腱器官は，筋腱移行部に多く存在し，筋線維とは直列に配置され，ゴルジ腱器官の求心路はⅠb線維である.

□筋の受動的伸展では，筋紡錘と腱器官ともに張力刺激が加わるが，筋自身の能動的収縮では張力刺激は腱器官のみが感知する.

【伸張反射】

□伸張反射は，骨格筋が伸長すると，その筋が収縮する反射である．

□伸張反射は，筋の長さを一定に保つフィードバック機構である．

□伸張反射は，生体内で唯一の単シナプス反射である．

□筋伸長により I a 線維が興奮し，脊髄内でシナプスを介して α 運動
　ニューロンを興奮させ，その筋が収縮する（**図 12a**）．

□伸張反射の例として，膝蓋腱反射やアキレス腱反射などがあげられる．

□伸張反射は，抗重力筋で特に発達しており，姿勢維持に重要な役割を
　果たしている．

□伸張反射は，相動性伸張反射と緊張性伸張反射に分けられる．

【I b 抑制】

□筋収縮に伴い腱が伸長すると，ゴルジ腱器官からの I b 線維の興奮性
　が増し，脊髄内で抑制性介在神経を介して，その筋の収縮を抑制す
　る．これを I b 抑制という（**図 12b**）．

□ I b 抑制の目的は，筋腱の過剰な伸長による断裂を防ぐことである．

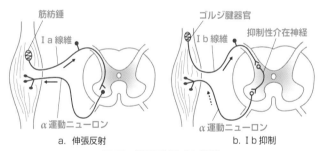

図 12　伸張反射と I b 抑制

【α-γ 連関】

□α 運動ニューロンの興奮によって錘外筋が収縮する場合，筋紡錘の感
　度を保つために γ 運動ニューロンも同時に興奮して錘内筋が収縮す
　る．これを α-γ 連関という．

【誘発筋電図】

□骨格筋が収縮する時の活動電位を導出・増幅して記録したものを筋電
　図という．

□外部から神経や筋に刺激を加えて筋収縮を誘発して得た筋電図を，誘発筋電図という．

□誘発筋電図では，徐々に刺激を強くしていくと，はじめに潜時の長いH波が出現する．

□誘発筋電図のH波は，閾値の低い筋紡錘から出るIa線維が刺激され，それにより起こる伸張反射を模倣した単シナプス反射によって生じる．

□誘発筋電図では，刺激をさらに強くしていくと潜時の短いM波が出現する．

□誘発筋電図のM波は，Ia線維と比べて閾値の高い，α運動ニューロンが直接刺激されて生じる．

【屈曲反射（引っ込め反射）】

□皮膚や深部組織に侵害刺激を与えると，同側肢の屈筋が反射的に収縮する．この反応を屈曲反射という．

□屈曲反射の際に，対側の肢が伸展する反応を交叉性伸展反射という．

4. 姿勢反射 ■■■■■

【姿勢反射】

□脳幹を中枢とする姿勢反射には，緊張性頸反射や前庭反射（迷路反射），立ち直り反射などがある．

□緊張性頸反射は，頸を回すと顔の向いた側の上下肢が伸展し，その反対側の上下肢が屈曲する反応である．

□前庭器官からの情報によって生じる反応を前庭反射（迷路反射）といい，前庭脊髄反射（緊張性迷路反射）や前庭頸反射などがある．

5. 高次運動機能 ■■■■■

□一次運動野は，中心前回に存在し，随意運動に関与する．

□一次運動野にあるベッツの巨大錐体細胞から錐体路が起こる．

□一次運動野には部位局在がみられ，中心溝（内側）から下肢，体幹，上肢，頭部の順に配置される．

□運動前野は，視覚的な情報をもとに遂行される運動に関与する．

□補足運動野は，自発的に運動を起こそうとする運動発現の機能に関与する．

□帯状皮質運動野は，強い情動を伴う運動や報酬の情報に基づく行動選択などに関与する.
□大脳基底核は，随意運動の調節，運動の学習，運動の動機づけなどに関与する.
□小脳は，随意運動の調節，身体の平衡，姿勢の維持，運動の学習などに関与する.

E. 感覚の生理

1. 感覚の一般的な性質 ■ ■ ■ ■ ■

□感覚とは，生体内外の刺激により体内や外界の状態を知る機能である.
□感覚は，特殊感覚，体性感覚，内臓感覚に大別される（表15）.

表15 感覚の分類

特殊感覚		視覚，聴覚，嗅覚，味覚，平衡感覚
体性感覚	皮膚感覚	皮膚や粘膜の感覚，触覚，圧覚，痛覚，温覚，冷覚
	深部感覚	筋，腱，関節の感覚，運動感覚，深部痛覚
内臓感覚	内臓痛覚	腹痛，胸痛など
	臓器感覚	血圧（頸動脈洞，大動脈弓の圧受容器），空腹，満腹，尿意など

□受容とは，生体内外の環境変化に関する情報を刺激として受け入れることである.
□受容器は，感覚器の中で受容の機能を担っているものである.
□受容器は，各種刺激を感覚神経の活動電位（インパルス）に変換する.
□感覚を引き起こす最小の刺激の大きさを閾値という.
□受容器に対して，閾値が低い（敏感に反応する）特定の刺激を適刺激という.
□持続的な刺激に対して，感覚神経の活動電位の発生頻度が低下する（感覚が弱くなる）現象を順応という.
□順応の速さは，感覚器の種類によって異なる.
□皮膚の触圧覚受容器のうち，マイスネル小体は順応が速く，メルケル触板は順応が遅い.

2. 視　覚　■■■■■

□光は，角膜→眼房水→水晶体→硝子体網膜の順に通過し，網膜に達する.

□虹彩は，光量を調節する部位である.

□虹彩内の瞳孔括約筋の収縮によって縮瞳が生じ，瞳孔散大筋の収縮によって散瞳が生じる.

□光は，角膜や水晶体で曲げられ，網膜上の焦点（中心窩）に結像する.

□遠近調節（近方視）は，「毛様体筋の収縮→チン小帯が弛緩→水晶体が厚くなる→光の屈折率が増加」の仕組みによって生じる.

□網膜に光が照射されると縮瞳し，光が遮断されると散瞳する反射を対光反射という. なお，「光→網膜→視神経→視索→EW核（動眼神経副核）→動眼神経→毛様体神経節→瞳孔括約筋→縮瞳」という流れで起こる.

□対光反射は，死の判定に利用されている.

□光刺激は，眼球の網膜の視細胞により受容され，視神経を興奮させる.

□視神経は，視交叉で半交叉し，視床の外側膝状体を通って後頭葉の視覚野に入力する.

□鼻側（内側）の視野情報は，耳側の網膜に受容される.

□耳側（外側）の視野情報は，鼻側の網膜に受容される.

□左視野の情報は，両眼の右側の網膜に受容され，右脳に入力する.

□左眼の右側（鼻側）の視神経は，視交叉で交叉し，右脳へ入力する.

□右眼の右側（耳側）の視神経は，視交叉で交叉せず，右脳へ入力する.

□両耳側半盲では，両眼の耳側の視野が欠損する.

□両耳側半盲は，視交叉の切断により生じる.

□両耳側半盲は，両眼の鼻側の視神経が障害される.

□左同名半盲では，両眼の左視野が欠損する.

□左同名半盲は，右側の視索切断により生じる（図13）.

□網膜上には，光を受容する2種類の視細胞が存在する（表16）.

□暗い所で目が慣れることを暗順応という.

□明るい所で目が慣れることを明順応という.

□暗順応は明順応よりも遅い. 錐体の暗順応は杆体よりも速いため，錐体は，暗い所では感度が低下する（働かなくなる）が，杆体は暗い所でゆっくりと感度が上昇する.

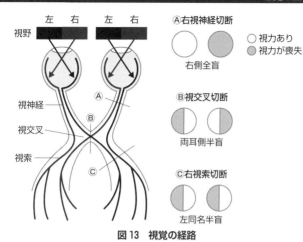

図 13　視覚の経路

表 16　視細胞

杆体細胞	・薄暗い所で働く ・視物質であるロドプシンに光があたると，これが分解され，その過程で産生される中間体により視細胞の電位変化が起こる
錐体細胞	・明るい所で働く ・黄斑部の中心窩は，錐状体細胞のみである ・光の3原色である赤，青，緑を感知する3種類の視物質ヨドプシンが存在する

3. 聴　覚

□聴覚の適刺激は音波であり，ヒトの可聴範囲は約 20〜20,000 Hz である.
□音の伝導について図 14 に示す.

4. 平衡感覚

□平衡感覚の受容器は，内耳にある3つの半規管と前庭（耳石器）からなる.
□半規管の膨大部には，有毛細胞を含むクプラがあり，主に回転加速度を受容する.

第2章　生理学

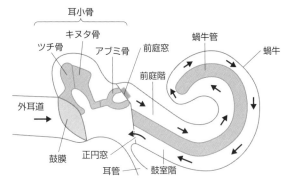

①外耳道から入った空気の振動は，鼓膜を振動させる
②その振動が耳小骨を振動させる
③アブミ骨の振動は，前庭窓(卵円窓)から蝸牛内に伝わり，骨迷路内の外リンパ液を振動させる
④さらに膜迷路の内リンパ液を振動させる
⑤この振動が膜迷路の蝸牛管の基底膜上にあるコルチ器に伝わると，有毛細胞が興奮して蝸牛神経を興奮させる
⑥蝸牛神経は，視床の内側膝状体を通り，側頭葉の一次聴覚野に入力する

図 14　音の伝導

□前庭には，卵形嚢と球形嚢という２つの耳石器があり，有毛細胞を含む平衡斑が存在する．ここで直線加速度を受容し，前庭神経を介して中枢まで伝達する．

5. 味覚・嗅覚

□味覚は，味蕾の味細胞に受容され，舌前方 2/3 の味覚は顔面神経により，後方 1/3 の味覚は舌咽神経により，延髄の孤束核に伝達される．
□嗅覚は，嗅上皮にある嗅細胞の嗅毛に，におい分子が結合することで生じる．

6. 皮膚感覚

□皮膚感覚の受容器は，感覚神経の終末に存在する．
□それぞれの終末は，１種類の皮膚刺激を受容する．

□皮膚感覚について**表 17** に示す.

表 17 皮膚感覚

皮膚感覚	特　徴	受容器	神経線維
触圧覚	皮膚が変形した時に生じる感覚である．なお，触覚は順応が速い，圧覚は順応が遅い	ルフィニ小体，メルケル触盤，パチニ小体，マイスネル小体	Aβ 線維
温　覚	30～45℃に反応する	自由神経終末	C 線維
冷　覚	15～36℃に反応する	クラウゼ小体，自由神経終末	Aδ・C 線維
痛　覚	侵害刺激により引き起こされる	自由神経終末	Aδ・C 線維

□有髄の Aδ 線維は速い痛み（一次痛），無髄の C 線維は遅い痛み（二次痛）を伝達する.

□二次痛は，機械的刺激，化学的刺激，熱刺激などの多様な刺激に反応するポリモーダル受容器に受容される.

□触圧覚や意識される深部感覚および温痛覚の伝導路を**図 15** に示す.

□1 種類の皮膚刺激に反応する受容器の存在部位を感覚点といい，その中でも痛点が最も多く，温点が最も少ない.

□皮膚の2点に加えられた刺激に対して，2点と感じる最小の距離を2点弁別閾という.

□2点弁別閾は，触圧点の密度が高い指先や舌などで小さく，密度が低い腕，腿，背部などで大きい.

7. 深部感覚

□深部感覚の受容器として，関節包のルフィニ小体や筋紡錘，ゴルジ腱器官などがあげられる.

F. 内分泌の生理

1. 内分泌とホルモン

□内分泌とは，分泌物を内分泌腺から血液などに放出することをいい，この分泌物をホルモンと呼ぶ.

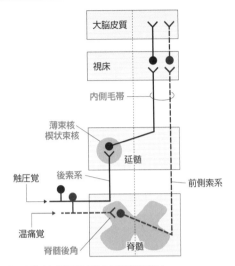

【触圧覚や意識される深部感覚の伝導路（実線）】
①一次求心性線維は，後根から脊髄に入り，後索系を上行して延髄の薄束核や楔状束核で二次ニューロンとシナプスを形成する
②二次ニューロンは，交叉して対側の内側毛帯を上行し，視床に至る

【温痛覚の伝導路（破線）】
①一次求心性線維は，脊髄後角で二次ニューロンとシナプスを形成する
②脊髄で二次ニューロンが交叉して前外側（前側索系）を上行し，視床に至る

図15　触圧覚や意識される深部感覚および温痛覚の伝導路

□ホルモンは，体内の特定の細胞で生成された物質で，血液中に放出され，標的器官に運ばれてその機能を促進または抑制する．

□ホルモンには，水溶性と脂溶性があり，水溶性ホルモンは細胞膜上にある受容体に結合し，脂溶性ホルモンは細胞内にある受容体に結合して作用する．

□ホルモンは，その化学構造から3種類に分類される（**表18**）．

表18 ホルモンの化学構造による分類

ステロイドホルモン	・コレステロールから合成される ・脂溶性	・副腎皮質ホルモン, 性ホルモン
アミン類	・アミノ酸の脱炭酸により生成する	・甲状腺ホルモン, 副腎髄質ホルモン
ペプチドホルモン	・アミノ酸が結合したものである ・水溶性	・多くのホルモン

□ホルモンの分泌部位を**図16**に示す.

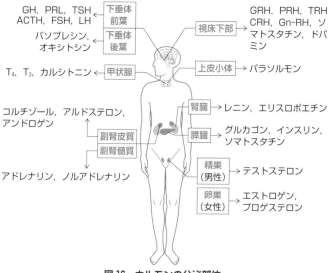

図16 ホルモンの分泌部位

□ホルモンのフィードバック調節を**表19**にまとめる.

表19　ホルモンのフィードバック調節

ホルモン血中濃度による負のフィードバック	ホルモンの血中濃度が上昇すると，そのホルモンが上位の分泌部位に働きかけ，そこからのホルモン分泌を抑制し，そのホルモンの血中濃度を一定に保つ
ホルモンの作用による負のフィードバック	ホルモンによりもたらされた作用が，そのホルモンの分泌を抑制して，体内環境を一定に保つ
正のフィードバック	あるホルモンの濃度や作用が，そのホルモンの分泌をさらに増加させるような調節機構をもつ

2.　ホルモンの種類と作用　■■■■■

【視床下部ホルモン】

□視床下部から分泌されるホルモン（視床下部ホルモン）は，下垂体前葉ホルモンの分泌を促進または抑制する．なお，以下に例を示す．
　　・例①：視床下部より分泌された甲状腺刺激ホルモン放出ホルモン（TRH）は，下垂体前葉からの甲状腺刺激ホルモン（TSH）の分泌を促進し，これが甲状腺に作用して甲状腺ホルモンの分泌を促進する．
　　・例②：視床下部から分泌されたソマトスタチンは，成長ホルモンの分泌を抑制し，ドパミンはプロラクチンの分泌を抑制する．
□視床下部から分泌される主な種類と作用を**表20**に示す．

表20　視床下部から分泌されるホルモンと主な作用

分泌部位	ホルモン名	主な作用
視床下部	成長ホルモン放出ホルモン（GRH）	成長ホルモンの分泌促進
	プロラクチン放出ホルモン（PRH）	プロラクチンの分泌促進
	甲状腺刺激ホルモン放出ホルモン（TRH）	甲状腺刺激ホルモン（TSH）の分泌促進
	副腎皮質刺激ホルモン放出ホルモン（CRH）	副腎皮質刺激ホルモン（ACTH）の分泌促進
	ゴナドトロピン放出ホルモン（GnRH，LH-RH）	ゴナドトロピン（性腺刺激ホルモン）の分泌促進
	ソマトスタチン	成長ホルモンの分泌抑制
	プロラクチン抑制因子（ドパミン）	プロラクチンの分泌抑制

【下垂体ホルモン】
□下垂体から分泌されるホルモンと主な作用を**表21**に示す.

表21 下垂体から分泌されるホルモンと主な作用

分泌部位	ホルモン名		主な作用
下垂体前葉	成長ホルモン（GH）		成長促進，血糖上昇，脂肪の分解促進
	プロラクチン（PRL）		乳腺発育，乳汁分泌促進
	甲状腺刺激ホルモン（TSH）		甲状腺ホルモンの合成・分泌促進
	副腎皮質刺激ホルモン（ACTH）		糖質コルチコイド・アンドロゲンの合成・分泌促進
	性腺刺激ホルモン	卵胞刺激ホルモン（FSH）	卵胞の発育促進
		黄体形成ホルモン（LH）	排卵誘発，黄体形成促進
下垂体後葉	抗利尿ホルモン（ADH；バソプレシン）		集合管における水の再吸収促進および利尿抑制
	オキシトシン		射乳作用，子宮筋収縮

□成長ホルモン（GH）は下垂体前葉から分泌され，身体の成長を促進するほか，血糖の上昇作用，中性脂肪の分解促進作用などをもつ.
□プロラクチン（PRL）は，下垂体前葉から分泌され，乳汁の生成や分泌を促進する.
□性腺刺激ホルモン（ゴナドトロピン）には，卵胞刺激ホルモン（FSH）と黄体形成ホルモン（LH）がある.
□下垂体後葉ホルモンには，抗利尿ホルモン（バソプレシン）やオキシトシンがあり，これらのホルモンは視床下部の神経細胞で合成され，下垂体後葉に運ばれて分泌される.
□抗利尿ホルモンは，腎の集合管で水の再吸収を促進し，利尿を抑制する.
□オキシトシンは，子宮筋を収縮して分娩を促進する. また，乳腺の筋上皮細胞に作用し，乳汁を射出する.

【甲状腺ホルモン】

□甲状腺はヨウ素を取り込んで甲状腺ホルモンであるサイロキシン（T_4），トリヨードサイロニン（T_3）を合成する.

□甲状腺ホルモンは，基礎代謝を上昇させるほか，血糖の上昇作用，脂肪の分解作用，コレステロールの低下作用をもつ.

□血中の Ca^{2+} 濃度が上昇すると，甲状腺からカルシトニンが分泌され，骨からの Ca^{2+} の遊離を抑制する.

□甲状腺ホルモンのホルモンと主な作用を表 22 に示す.

表 22　甲状腺から分泌されるホルモンと主な作用

分泌部位	ホルモン名	主な作用
甲状腺	サイロキシン（T_4），トリヨードサイロニン（T_3）	基礎代謝の亢進，心機能の亢進，血糖の上昇，身体成長
	カルシトニン	骨形成の促進，骨吸収抑制による血中 Ca^{2+} の低下

【副甲状腺ホルモン】

□血中の Ca^{2+} 濃度が低下すると，副甲状腺（上皮小体）からパラソルモン（PTH）が分泌される.

□PTH は，骨からの Ca^{2+} の遊離を促進し，腎臓（尿細管）で Ca^{2+} の再吸収を促進することにより，血中 Ca^{2+} 濃度を上昇させる.

□副甲状腺から分泌されるホルモンと主な作用を表 23 に示す.

表 23　副甲状腺から分泌されるホルモンと主な作用

分泌部位	ホルモン名	主な作用
上皮小体	上皮小体（副甲状腺）ホルモン（PTH；パラソルモン）	骨吸収の促進，Ca^{2+} 再吸収の促進による血中 Ca^{2+} の上昇

【膵　臓】

□膵臓には，ランゲルハンス島と呼ばれる内分泌細胞群が散在しており，α 細胞からグルカゴン，β 細胞からインスリン，δ 細胞からソマトスタチンが分泌される.

□グルカゴンは，肝グリコーゲンの分解や糖新生を促進して血糖を上昇させる.

□インスリンは，細胞への糖の取り込みを促進し，血糖を低下させる．また，グリコーゲンや蛋白，脂肪の合成を促進する．

□膵臓から分泌されるホルモンと主な作用を表24に示す．

表24　膵臓から分泌されるホルモンと主な作用

分泌部位		ホルモン名	主な作用
膵臓	α細胞	グルカゴン	血糖の上昇
	β細胞	インスリン	血糖の低下
	δ細胞	ソマトスタチン	グルカゴン・インスリンの分泌抑制

【副　腎】

□副腎髄質から分泌されるホルモンは，アドレナリンとノルアドレナリンがあり，これらは交感神経と同様の作用を示す．

□副腎皮質からは，特に電解質活性が強い電解質コルチコイドと糖質代謝活性の強い糖質コルチコイドが分泌される．

□主な糖質コルチコイドはコルチゾールであり，血糖の上昇，蛋白の分解促進，抗炎症の作用などがある．

□ストレスは，視床下部から下垂体を介してコルチゾールの分泌を促進する．また，分泌量には日内変動がみられ，早朝に最低，夜間に最高となる．

□主な電解質コルチコイドはアルドステロンであり，尿細管におけるNa$^+$の再吸収とK$^+$の排泄を促進し，その結果，血圧が上昇する．

□副腎から分泌されるホルモンと主な作用を表25に示す．

表25　副腎から分泌されるホルモンと主な作用

分泌部位		ホルモン名	主な作用
副腎	皮質	電解質コルチコイド（アルドステロン）など	尿細管でNa$^+$の再吸収，K$^+$の分泌（排泄）促進
		糖質コルチコイド（コルチゾール）など	血糖の上昇，蛋白の分解，脂質代謝，血圧の上昇，骨吸収，免疫の抑制，抗炎症の作用
		アンドロゲン	男性化作用
	髄質	アドレナリン，ノルアドレナリン	交感神経の作用（心機能の亢進，血糖の上昇，血圧の上昇など）

【性　腺】
□性ホルモンと主な作用を**表 26** に示す.

表 26　性ホルモンのホルモンと主な作用

分泌部位	ホルモン名	主な作用
精　巣	テストステロン	男性二次性徴の発現, 精子形成の促進, 蛋白の同化作用
卵　巣	エストロゲン（卵胞ホルモン）	子宮内膜の肥厚, 乳腺の発育促進, 抗動脈硬化の作用
	プロゲステロン（黄体ホルモン）	子宮内膜の分泌促進, 乳腺の発育促進, 基礎体温の上昇
胎　盤	ヒト絨毛性ゴナドトロピン（hCG）	妊娠黄体の形成, エストロゲン, プロゲステロンの分泌促進

□テストステロンは, 精巣のライディッヒ細胞から分泌され, 精細管で精子形成を促進する.
□エストロゲンは, 卵胞から分泌され, 子宮内膜を増殖させる.
□排卵後, 黄体からプロゲステロンが分泌され, 子宮内膜の分泌を促進し, 基礎体温を上昇させる.
□妊娠時, 胎盤から大量のプロゲステロンが分泌され, オキシトシンに対する子宮筋の感受性を低下させて妊娠を維持する.
□妊娠が成立すると, 胎盤からヒト絨毛性ゴナドトロピン（hCG）が分泌され, 黄体を刺激して妊娠黄体にする.
【その他のホルモン】
□その他のホルモンと主な作用を**表 27** にまとめる.

G. 生殖の生理

1. 性分化

【細胞分裂と性染色体】
□細胞分裂には, 体細胞分裂と配偶子（精子や卵子）を形成する時の減数分裂がある.
□減数分裂では, 分裂によって生じた娘細胞の染色体数は分裂前の母細胞の半分になるため, 精子や卵子の染色体は 23 個である.

表 27　その他のホルモンと主な作用

分泌部位	ホルモン名	主な作用
心　臓	心房性 Na 利尿ペプチド (ANP)	利尿の作用，血管の拡張作用
	脳性 Na 利尿ペプチド（BNP）	利尿の作用，血管の拡張作用
胃（幽門）	ガストリン	胃酸の分泌促進，胃運動の亢進
小　腸	コレシストキニン（CCK）	胆嚢の収縮，酵素の多い膵液の分泌促進
	セクレチン	HCO_3^- の多い膵液の分泌促進，ガストリン分泌の抑制
腎　臓	レニン	血圧の上昇（RAA 系）
	エリスロポエチン	骨髄における赤血球の成熟促進
脂肪組織	レプチン	摂食の抑制

□ 性染色体には，X 染色体と Y 染色体がある（男性→ XY，女性
→ XX）．
□ 卵子は常に X 染色体をもち，精子は X 染色体をもつ細胞と Y 染色体
をもつ細胞がある．
□ 卵子が Y 染色体をもつ精子と受精すると男性が，X 染色体をもつ精
子と受精すると女性が誕生する．
□ Y 染色体の短腕にある遺伝子が精巣分化因子（TDF）を産生し，精
巣の生成に働く．

【染色体異常】
□ 正常な染色体をもつ細胞と異常な染色体をもつ細胞が混在する状態を
モザイクという．なお通常，各細胞がもつ染色体は同じである．
□ 真性半陰陽は XX/XY モザイクであり，精巣と卵巣の両方を有する
状態である．
□ 仮性半陰陽は，性染色体とは逆の外性器をもつ状態である．
□ 男性仮性半陰陽は，性染色体 XY をもつが，女性の外性器となる状
態である．
□ 女性仮性半陰陽は，性染色体 XX をもつが，男性の外性器となる状
態である．
□ 代表的な性染色体異常を表 28 に示す．

第2章　生理学

表28　性染色体異常

XO	ターナー症候群：卵巣機能不全
XXX	トリプル X 症候群（超女性）
XXY	クラインフェルター症候群：精巣機能不全
XX/XY	真性半陰陽

【生殖器の発生】
□胎齢 4〜5 週（妊娠 6〜7 週）には，原始生殖細胞からなる生殖腺隆起（原始生殖腺）がみられるが，男女差はない.
□男性では生殖腺隆起の髄質が精巣に分化し，女性では生殖腺隆起の皮質が卵巣に分化する.
□男性ではウォルフ管が発達し，これが精巣上体，精管，精囊，射精管などの内生殖器に分化する.
□女性ではミュラー管が発達して，卵管，子宮，腟上部などの内生殖器が分化する.
□男性のウォルフ管の発達は，精巣のライディッヒ細胞から分泌されるテストステロンの作用によって生じる.
□精巣のセルトリ細胞から分泌される抗ミュラー管ホルモン（AMH）により，ミュラー管は退縮する.
□外部生殖器（外性器）は，生殖結節，生殖隆起（陰唇陰囊隆起），尿道ひだ，尿生殖洞から分化する（表29）.

表29　外生殖器の分化

男　性	発生原基	女　性
陰茎亀頭←	生殖結節	→陰核
前立腺←	尿生殖洞	→腟下部
尿道海綿←	尿道ひだ	→小陰唇
陰囊←	生殖隆起	→大陰唇

□思春期になると，視床下部からゴナドトロピン放出ホルモン（GnRH）が分泌され，下垂体前葉からのゴナドトロピンの分泌を刺激する. これが精巣からのテストステロン，卵巣からのエストロゲンの分泌を促進し，身体的な性差が出現する（第二次性徴）.

2. 男性生殖器 ■ ■ ■ ■ ■

【男性生殖器の構造と機能】

□男性生殖器は，内生殖器である精巣（生殖腺），精巣上体，精管，精嚢や外生殖器である陰嚢，陰茎などから構成される．

□精巣は，精子形成の場である精細管と，その周囲にあるライディッヒ細胞から構成される．

□ライディッヒ細胞からは，精子形成に必要なアンドロゲン（男性ホルモン）が分泌される．

□精細管内にはセルトリ細胞が存在し，精子形成を支持する．

【精子形成】

□精子は，「精原細胞→精母細胞→精子細胞→精子」の順でつくられる．

□完成した精子は，セルトリ細胞を離れ，精巣上体に移行して成熟し，運動機能を獲得する．

□精嚢からのフルクトース（果糖）や前立腺からのクエン酸は，ともに精子のエネルギー源になる．

□射精直後の精子には受精能はないが，女性生殖器内で受精能を獲得する．

【勃起と射精】

□副交感神経である勃起神経からアセチルコリンが分泌され，陰茎の動脈を拡張し，勃起が起こる．

□射精は，交感神経の興奮で起こる．

□膣内に放出された精子の寿命は，およそ 2 日である．

3. 女性生殖器 ■ ■ ■ ■ ■

【女性生殖器の構造と機能】

□女性生殖器は，生殖腺である卵巣，内生殖器である卵管，子宮，膣上部や外生殖器である大陰唇，小陰唇，膣前庭，陰核などから構成される．

□卵巣と子宮の周期的変化を性周期という．

□性周期は，卵巣周期と月経周期を合わせたものである．

□性周期の概要を図 17 に示す．

【卵巣周期】

□性周期のうち卵巣での周期的変化を卵巣周期という．

□卵巣周期は，「卵胞期→排卵期→黄体期」の順に進行する（表 30）．

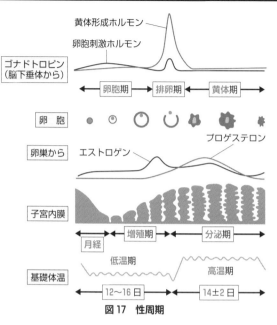

図17　性周期

表30　卵巣周期

卵胞期	・出生時，卵巣には約200万の原始卵胞が存在する ・思春期になると下垂体からの卵胞刺激ホルモン（FSH）の作用により原始卵胞のいくつかが発育する ・発育卵胞のうち一つが成熟してグラーフ卵胞となり，エストロゲンを分泌する
排卵期	・エストロゲンの血中濃度は排卵直前にピークとなり，下垂体からの黄体形成ホルモン（LH）とFSHの分泌を刺激する（排卵サージ） ・これにより，グラーフ卵胞が破れて卵子が卵巣から腹腔内に排出される（排卵） ・排卵された卵子は，卵管采より卵管に入り子宮に運ばれる
黄体期	・排卵後の卵胞は黄体となり，エストロゲンとプロゲステロンを分泌する ・黄体の寿命は14±2日であり，次の月経が始まる4日ほど前から退化し，白体となる ・妊娠が成立すると黄体は存続し，月経は起こらない

【月経周期】
□子宮内膜の周期的変化を月経周期という.
□月経周期は，「増殖期→分泌期→月経期」の順に変化する（表31）.

表31　月経周期

増殖期	・月経後，卵胞が分泌するエストロゲンの作用により，子宮内膜は残存した基底層から急速に増殖する
分泌期	・排卵後，黄体から分泌されるプロゲステロンの作用により子宮内膜の分泌が盛んになり，受精卵の着床に備える．また，プロゲステロンは基礎体温を上昇させるため高温期となる
月経期	・黄体の退化に伴い，エストロゲンとプロゲステロンが減少するため，子宮内膜の表層が剥離し，血液とともに膣から排出される（月経）

□エストロゲンの作用として，卵胞の成熟，骨端線の閉鎖，骨形成の促進，血管の拡張，動脈硬化の抑制，LDL コレステロールの低下作用などがあげられる.

【妊娠・分娩】
□受精は卵管膨大部で起こり，受精卵はただちに分裂を開始する.
□受精後，約1週間で子宮内膜に到達し着床する.
□受精卵が着床すると，母体由来の成分と胎児由来の成分から胎盤が形成され，妊娠約16週ごろに完成する.
□胎盤は，ヒト絨毛性ゴナドトロピン（hCG）を分泌し，これが黄体を刺激して存続させる（妊娠黄体）.
□hCG は，妊娠初期に一過性に分泌が増加するため，この時期に尿中のhCG を調べることで妊娠の有無を検査できる（妊娠反応）.
□妊娠黄体は，エストロゲン，プロゲステロンを分泌するが16週ほどで退化する．その後，胎盤からこれらのホルモンが分泌され，妊娠が維持される.
□分娩が始まると下垂体後葉よりオキシトシンが分泌され，子宮筋を収縮させる．これを陣痛と呼ぶ.
□妊娠中の乳腺は，エストロゲンとプロゲステロンにより発達するが，乳汁分泌は抑制されている.
□分娩により胎盤からのホルモン分泌が低下すると，乳頭の吸引刺激により下垂体前葉からのプロラクチン分泌が増加して乳汁分泌を促し，オキシトシンにより射乳が起こる.

□ プロラクチンは，視床下部からのゴナドトロピン放出ホルモン（GnRH）分泌を抑制するので，卵巣周期は停止し，月経は起こらない.

H. 血液の生理

1. 成分と組成　■■■■■

□ 全血液量は，体重の 8%にあたる.
□ 血液の液体成分が血漿であり，細胞成分が血球である.
□ 血漿からフィブリノーゲンを除いた部分を血清という.
□ 血漿は，0.9%の食塩水（生理食塩水）と等張（浸透圧が等しい）である.
□ 主な血漿蛋白として，アルブミン，グロブリン，フィブリノーゲンなどがあげられる（表 32）.

表 32　主な血漿蛋白の特徴

主な血漿蛋白	特　徴
アルブミン	・肝臓で合成され，血漿蛋白の中で最も多い（60%） ・膠質浸透圧の維持，緩衝作用，栄養機能，担送機能などに関与する
グロブリン	・α_1, α_2, β, γ-グロブリンがある ・γ-グロブリンには免疫グロブリン（抗体）が含まれる
フィブリノーゲン	・トロンビンによりフィブリン（線維素）となり，血液凝固に関与する

□ 血液の組成を図 18 に示す.

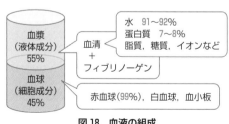

図 18　血液の組成

□血液の機能を**表33**に示す.

表33　血液の機能

①酸素素や栄養素などの運搬機能
②ホメオスタシスの機能（内部環境を一定に保つ）
③出血時の止血機能
④生体防御機構である免疫機能

□血球は，骨髄で造血幹細胞から産生され，これを造血という.
□胎児期には，肝臓や脾臓などでも造血が行われる.

2.　赤色球 ■■■■■

□赤血球は，円盤状の細胞で核をもたない.
□赤血球は，鉄（Fe）を有するヘムと蛋白質であるグロビンからなる赤色のヘモグロビンを含み，酸素と結合して運搬する.
□赤血球の新生は，酸素分圧の低下により腎臓から分泌されるエリスロポエチンによって促進される.
□寿命は約120日であり，脾臓などで破壊される. これを溶血と呼ぶ.
□溶血により放出されたヘモグロビンは，ヘムとグロビンに分解され，ヘムから黄色のビリルビンが生成する. これがアルブミンと結合して肝臓まで運ばれ，代謝される（**図19**）.

3.　白血球 ■■■■■

□白血球の分類と機能を**図20**に示す.
□抗体の種類と機能を**表34**に示す.

4.　血小板 ■■■■■

□血小板は，無核細胞である.
□血小板は，血管損傷部位に粘着・凝集し，止血作用を示す.

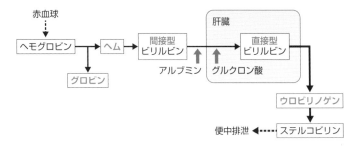

①赤血球から溶血により放出されたヘモグロビンは，ヘムとグロビンに分解される
②ヘムから黄色の非水溶性の間接型ビリルビンを生成し，これがアルブミンと結合して肝臓まで運ばれる
③肝臓でグルクロン酸と結合し，水溶性の直接型ビリルビンとなる
④胆汁中の成分として十二指腸に排泄される
⑤腸内で還元され，ウロビリノゲン，ステルコビリンなどを経て便中排泄される

図19　ヘモグロビンの分解とビリルビン代謝

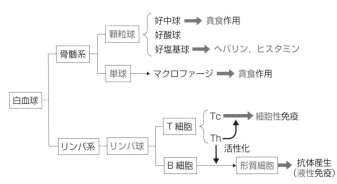

図20　白血球の分類と機能

分　類		機　能
顆粒球	好中球	・白血球中最も多く，貪食作用をもつ
	好塩基球	・ヘパリンやヒスタミンを放出し，アレルギー反応に関与する
単　球		・マクロファージに分化し，強力な貪食作用を示す
リンパ球	T 細胞	・細胞傷害性 T 細胞(Tc)：ウイルス感染細胞や腫瘍細胞を破壊し，細胞性免疫を担う ・ヘルパー T 細胞(Th)：他の免疫細胞を活性化する
	B 細胞	・形質細胞に分化して抗体を産生し，液性免疫(体液性免疫)を担う

図 20　つづき

表 34　抗体の種類と機能

抗　体	特　徴
IgM	免疫応答の初期に産生され，5 量体として存在する
IgG	抗体の中で最も多く，胎盤を通過できる
IgA	分泌液中に含まれ，2 量体として存在する
IgE	I 型アレルギー反応に関与する
IgD	機能はよくわかっていない

5. 止　血

【止血機構】
□止血機構について**図 21** に示す.
【血液凝固因子】
□血液凝固因子を**表 35** に示す.

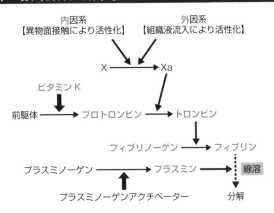

① 血管損傷部位に粘着した血小板がアデノシン二リン酸 (ADP) などを放出して血小板凝集を促進し，血小板血栓を形成する
② その後，血液の異物面接触による内因系や，組織液流入による外因系の機序で連鎖的な血液凝固反応が開始される
③ X 因子が活性化され，活性化 X 因子 (Xa) によりプロトロンビンがトロンビンになる
④ トロンビンはフィブリノーゲン (線維素原) を活性化してフィブリン (線維素) となり，線維素による網の目構造により血小板血栓が補強される
⑤ 損傷部位の修復に伴い，プラスミノーゲンがプラスミノーゲンアクチベーターにより活性化されて，プラスミンとなる
⑥ プラスミンがフィブリンを分解し，血栓を除去する〔線維素溶解現象 (線溶)〕

図 21　血液凝固・線維素溶解現象

表 35　血液凝固因子

因子番号：慣用名	因子番号：慣用名
Ⅰ：フィブリノーゲン	Ⅷ：抗血友病因子
Ⅱ：プロトロンビン	Ⅸ：クリスマス因子
Ⅲ：組織トロンボプラスチン	Ⅹ：スチュワート因子
Ⅳ：カルシウムイオン	Ⅺ：PTA
Ⅴ：不安定因子	Ⅻ：ハーゲマン因子
Ⅶ：プロコンバーチン	ⅩⅢ：フィブリン安定因子

□血液凝固因子の多くは肝臓で合成されるが，そのうちいくつかの合成にはビタミン K の作用が必要である．

6. 血液型　■■■■■

【ABO 式血液型】

□血液型は，赤血球膜の A 凝集原と B 凝集原の有無によって決まる．

□血清中に，もっていない凝集原に対する凝集素（抗体）が存在する．

□A 型の血清中には β 凝集素が存在するため，その血漿中に B 型赤血球が混じると，β 凝集素と B 凝集原が反応して（抗原抗体反応），B 型赤血球の凝集・溶血を起こす（表 36）．

表 36　凝集原と凝集素

血液型	A 型	B 型	O 型	AB 型
遺伝子型	AA または AO	BB または BO	OO	AB
凝集原	A 凝集原	B 凝集原	なし	A 凝集原 B 凝集原
凝集素	β 凝集素	α 凝集素	α 凝集素 β 凝集素	なし

【Rh 式血液型】

□Rh 式血液型では，赤血球表面に D 凝集原（抗原）をもつ場合を Rh 陽性，もたない場合を Rh 陰性と分類する．

□日本では，Rh 陽性の割合が 99%以上である．

□Rh 陰性の母体が Rh 陽性の胎児を妊娠し，胎児血が母体内へ流入した場合，母体内で抗 Rh 凝集素が産生され，これが次の妊娠で胎児（Rh 陽性）に移行し，新生児溶血性疾患を起こすことがある．

7. 血液検査の基準値　□□□□□

□血液検査の基準値を表 37 に示す．

第2章　生理学

表37　基準値

赤血球	男：500万/mm³ 女：450万/mm³	血漿蛋白		7.5 g/dL （Alb：4.0〜5.0 g/dL）
Ht	男：45% 女：40%	空腹時血（0.1%）		70〜110 mg/dL
Hb	男：14〜18 g/dL 女：12〜16 g/dL	脂質 （1%）	総コレステロール	130〜220 mg/dL 未満
白血球	3,500〜9,000/mm³ （好中球：40〜60%）		中性脂肪	30〜150 mg/dL 未満
血小板	12〜40万/mm³	血液凝固時間		PT：10〜20 秒 APTT：30〜50 秒

Ht：ヘマトクリット，Hb：ヘモグロビン濃度，Alb：アルブミン

1.　骨の生理

1.　骨

□骨形成には，膜性骨化と軟骨性骨化があり，詳細を表38に示す．

表38　骨形成

膜性骨化	・中胚葉由来の細胞が骨芽細胞に分化し，結合組織内に骨組織を直接形成する ・骨芽細胞は，コラーゲンなどの骨基質を分泌し，さらにカルシウムやリン酸塩などの無機質が沈着して石灰化が起こる ・骨芽細胞は，骨細胞となり，骨組織が形成される
軟骨性骨化	・最初に軟骨が形成され，徐々に軟骨組織が骨組織に置換される

2.　カルシウム代謝の調節

【カルシウム】
□生体内のカルシウムの99%は，骨組織に含まれる．
□血液中では，カルシウムは蛋白結合型あるいは遊離型として存在する．
□カルシウムは，神経伝導，内分泌腺・外分泌腺の機能調節，血液凝固などに関与する．
□細胞外 Ca^{2+} 濃度の低下によって，神経伝導が抑制される

□さらに Ca^{2+} 濃度が低下によって，神経や筋の興奮性が上昇し，低カルシウム血症となりテタニーが起こる.

□テタニーの症状として，神経・筋の興奮性が上昇した結果で生じる全身の骨格筋，特に四肢と喉頭の筋肉の痙攣などがみられる.

□テタニーの例を表 39 に示す.

表 39　テタニーの例

クボステック徴候	口元を叩いて顔面神経を刺激すると，同側の口輪筋が収縮する
トルソー徴候	上腕を血圧計のマンシェットで圧迫すると，助産師の手位が出現する

【骨代謝に関連する主なホルモン】

□骨代謝に関与する主なホルモンとして，パラソルモン，カルシトニン，ビタミン D などがあげられる.

□パラソルモンの特徴を表 40 に示す.

表 40　パラソルモンの特徴

分　泌	・血中 Ca^{2+} 濃度が低い時に促進され，血中 Ca^{2+} 濃度が高い時に抑制される
機　能	・骨吸収促進，腎臓における Ca^{2+} の排泄抑制，ビタミン D 活性化促進などによって，血中 Ca^{2+} 濃度を上昇させる（活性型ビタミン D は腸管における Ca^{2+} 吸収を促進する） ・近位尿細管におけるリン酸の再吸収を抑制し，血中リン濃度を低下させる

□カルシトニンの特徴を表 41 に示す.

表 41　カルシトニンの特徴

分　泌	・血中 Ca^{2+} 濃度の上昇により，甲状腺の傍濾胞細胞からの分泌が促進され，血中 Ca^{2+} 濃度の低下により分泌が抑制される
機　能	・骨吸収を抑制し，骨形成を促進する ・腎臓からの Ca^{2+} の排泄を促進することにより，血中 Ca^{2+} 濃度を低下させる

□ビタミン D の特徴を**表 42**に示す.

表 42　ビタミン D の特徴

合成・代謝	・皮膚で紫外線の作用により合成され, 肝臓および腎臓で活性化される
機能（活性型）	・腸管におけるカルシウムやリンの吸収を促進する ・骨吸収を促進し, 骨からのカルシウムやリンの動員を促進する

□骨代謝に関連する上記の主なホルモンの作用を**図 22**にまとめて示す.

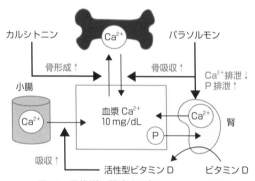

図 22　骨代謝に関連する主なホルモンの作用

3.　カルシウム代謝異常 ■■■■■

□カルシウム代謝異常によって生じる疾患を**表 43**にまとめる.

表43　カルシウム代謝異常によって生じる疾患

骨粗鬆症	・骨強度の低下により，骨折を起こしやすくなる．なお，主な原因は閉経と加齢である ・エストロゲンは，骨吸収を抑制する作用をもつため，閉経後（50歳前後）の女性ではエストロゲンが低下し，骨吸収が促進されて骨量が急激に減少する ・加齢とともに骨芽細胞の機能が低下し，骨形成が低下するため，70歳以降では加齢による骨量の減少が明らかになってくる
くる病, 骨軟化症	・ビタミンDの欠乏により血中 Ca^{2+} 濃度が低下し，石灰化障害を引き起こす ・小児ではくる病を引き起こし，成人では骨軟化症となる
大理石病	・破骨細胞の機能異常により，骨吸収が低下する遺伝性疾患である ・骨密度の増加や神経管および骨髄腔の狭小化などがみられる

J. 循環の生理学

1. 血液循環

□肺循環と体循環を**図23**に示す.

2. 心　臓

【心　筋】
□心筋は，自身で収縮と弛緩を繰り返す自動性をもつ.
□心筋は，組織学的に固有心筋と特殊心筋からなる.
□特殊心筋は，興奮の生成と興奮伝導をつかさどる刺激伝導系（興奮伝導系）を構成する.
□刺激伝導系は，「洞房結節（ペースメーカー）→房室結節→ヒス束→右脚・左脚→プルキンエ線維」より構成される.
□心筋の性質を**表44**に示す.
【心電図（ECG）】
□心電図は，心臓内を伝わる電気的興奮を体表面の電極から記録したものである（**図24**）.
□心拍数は，1分間の心臓の収縮回数であり，心電図の RR 間隔により求められる.

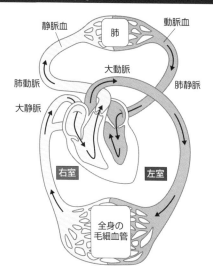

肺循環（小循環）	右心室（静脈血）→肺動脈→肺（CO_2 を捨て O_2 を受けとり動脈血となる）→肺静脈→左心房
体循環（大循環）	左心室（動脈血）→大動脈→動脈→全身の毛細血管（細胞に O_2 と栄養素を渡し、CO_2 などの不要物を受けとって静脈血となる）→静脈→大静脈→右心房

図 23　肺循環と体循環

表 44　心筋の性質

全か無かの法則	刺激が閾値以下では収縮せず、刺激が閾値を超えると収縮し、その刺激がいかに強くても一定の収縮しか示さない
不応期	心筋が興奮している間、刺激を加えても収縮しない時期をいう
スターリングの心臓の法則	静脈還流量の増加により心筋が伸展されると、より強い張力を生じ 1 回拍出量が増加する

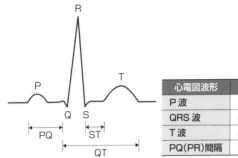

心電図波形	意　義
P 波	心房の興奮（脱分極）
QRS 波	心室の興奮
T 波	心室の再分極
PQ(PR)間隔	房室間興奮伝導時間

図 24　心電図の波形

□房室ブロックでは PQ 間隔が延長し，Wolff-Parkinson-White（WPW）症候群では PQ 間隔が短縮する.

【心周期と心音（または正常心音）】

□心筋は，周期的に収縮と弛緩を繰り返す.

□心周期の模式図を図 25 に，正常心音を表 45 に示す.

3. 血　管

□血管は機能により，大動脈などの弾性血管系，細動脈の抵抗血管系，毛細血管の交換血管系，静脈の容量血管系に分けられる.

□血圧は大動脈が最も高く，末梢に行くほど低下していき，大静脈ではほぼゼロである（大動脈＞動脈＞細動脈＞毛細血管＞細静脈＞静脈＞大静脈）.

4. リンパ系

□毛細血管を出た組織液の一部がリンパ管に入り静脈へと還流する.

□ヒトにおけるリンパの流量は，1日約 2～4 L である.

□リンパの輸送機構として，受動的リンパ輸送機構と能動的リンパ輸送機構がある.

□受動的リンパ輸送機構とは，筋運動や呼吸運動などによる外的圧迫によってリンパが流れる機構を意味する.

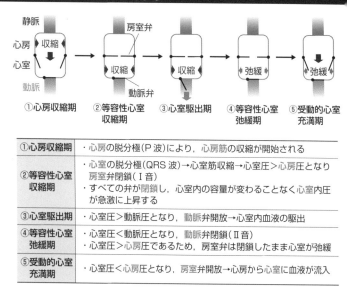

図 25　心周期

表 45　正常心音

正常心音	Ⅰ音	房室弁の閉鎖時に聞かれる
	Ⅱ音	動脈弁の閉鎖時に聞かれる

□能動的リンパ輸送機構とは，リンパ管自体の収縮によってリンパが流れる機構を意味する．

5. 血　圧

□血圧は，血液が血管壁に与える圧であり，「血圧＝心拍出量×末梢血管抵抗」で表される．

□安静時心拍出量は，約5L/分であり，運動時には5倍程度に増加する．

□血圧に関して表46にまとめる．

表 46　血圧のまとめ

最高血圧	心臓が収縮している時の血圧（収縮期血圧）
最低血圧	心臓が拡張期している時の血圧（拡張期血圧）
脈　圧	最高血圧と最低血圧の差
平均血圧	拡張期血圧に脈圧の 1/3 を加えたもの

□血圧の測定法には，直接法と間接法がある.

□直接法は，カテーテルを血管内に留置し，動脈内圧を直接測定する方法である.

□間接法は通常，上腕動脈の圧を上腕に巻いたマンシェット（圧迫帯）の圧を測定することにより間接的に測る方法である.

□間接法には，聴診法と触診法があるが，触診法では最高血圧のみ測定可能である.

□聴診法では，マンシェットに空気を入れて上腕部を圧迫し，肘窩部に聴診器をあて血管音（コロトコフ音）を聴取する.

□聴診法では，マンシェットの圧を徐々に下げ，コロトコフ音が聞こえる瞬間の圧が収縮期血圧であり，さらに空気を抜きコロトコフ音が聞こえなくなる瞬間の圧が拡張期血圧である.

6.　循環の調節　■■■■■□

□循環の調節は，調節機構から神経性調節，液性調節，局所調節に分けられる.

□神経性の循環調節は，自律神経（交感神経と副交感神経）による調節である.

□交感神経の興奮によって，心拍数の上昇，心収縮力の増加，血管の収縮が起こり，血圧が上昇する.

□副交感神経系の興奮によって，心拍数の減少，心収縮力の低下が起こり，血圧が低下する.

□循環調節に関わる心臓反射を**表 47** に示す.

表47　心臓反射

頸動脈洞・大動脈弓反射	血圧上昇→頸動脈洞や大動脈弓にある圧受容器が興奮→求心性神経を介して延髄の心臓中枢を刺激→迷走神経を介して心拍数が低下
ベーンブリッジ反射	静脈還流量の増加→右心房壁の伸展受容器（低圧受容器）が興奮→迷走神経を介して心臓中枢を刺激→交感神経を介して心拍数が増加
頸動脈小体・大動脈小体反射	血中O_2の低下およびCO_2の上昇→頸動脈小体や大動脈小体の化学受容器が興奮→求心性神経を介して心臓中枢を刺激→交感神経を介して心拍数が増加

□ 液性の循環調節は，ホルモンなどの液性因子による調節である．
□ 循環調節に関わるホルモンを**表48**に示す．

表48　循環調節に関与するホルモン

血圧を上昇させるホルモン	血圧を低下させるホルモン
アンジオテンシンⅡ，アルドステロン，バソプレシン，アドレナリン，ノルアドレナリン	心房ナトリウム利尿ペプチド（ANP）

□ 循環の局所調節は，平滑筋や心筋自体に備わった調節機構を指す．
□ 循環の局所調節の例として，「組織や臓器の活動に伴った代謝産物などによる血管拡張」「スターリングの心臓の法則」などがあげられる．
□ 循環の調節は，作用発現までの時間により短期的調節や長期的調節などに分けられる．
□ 短期的調節として，動脈圧受容器や化学受容器による反射性調節があげられる．
□ 長期的調節として，血圧の変化に合わせて尿量を調節する腎臓-体液性調節があげられる．

K. 呼吸の生理

1. 呼 吸

□呼吸は，生体の物質代謝に必要な酸素を取り込み，物質代謝の結果で生じた炭酸ガスを排出する働きである.

□呼吸には，外呼吸と内呼吸がある.

□外呼吸は，外界から酸素（O_2）を血液中に取り入れ，二酸化炭素（CO_2）を放出するもので，肺呼吸とも呼ばれる.

□内呼吸は，血液中の酸素を組織に与え，組織から放出された二酸化炭素を血液中に取り込むもので，細胞呼吸とも呼ばれる.

2. 換 気

□肺への空気の出し入れが換気であり，換気は息を吸う吸息と息を吐く呼息とに分けられる.

□呼吸運動は，肋間筋や横隔膜などの運動により胸腔内圧を変化させて行う．なお，肺自身には自ら運動する機能がない.

【呼吸運動】

□安静時呼吸に関して表 49 に示す.

表 49　安静時呼吸

吸　息	外肋間筋や横隔膜が収縮→胸腔の拡大→胸腔内圧の低下→肺胞内圧の低下→吸息
呼　息	外肋間筋や横隔膜が弛緩→胸腔の縮小→胸腔内圧の上昇→肺胞内圧の上昇→呼息

□努力性呼吸に関して表 50 に示す.

表 50　努力性呼吸

吸　息	主呼吸筋に加え，斜角筋，胸鎖乳突筋，鎖骨下筋，大胸筋などの補助呼吸筋が働く
呼　息	内肋間筋や腹壁筋などの補助呼吸筋が働く

□肺コンプライアンスとは，肺と胸郭の膨らみやすさのことである.

□肺サーファクタント（表面活性剤）は，肺胞上皮細胞から分泌され，肺胞がしぼむのを防ぐ.

□腹式呼吸と胸式呼吸に関して**表 51** に示す.

表 51　腹式呼吸と胸式呼吸

腹式呼吸	横隔膜によって胸郭を上下に動かし，胸腔の体積を増減させる
胸式呼吸	横隔膜に肋間筋が加わり，胸郭を上下および左右に動かし，胸腔体積を増減させる

【肺気量】
□肺気量に関して**表 52** に示す.

表 52　肺気量

1回換気量	安静時呼吸において，1回の吸入で入ってきた空気量（約450 mL）
予備吸気量	安静吸気位からさらに吸うことができる空気量
予備呼気量	安静呼気位からさらに吐くことができる空気量
機能的残気量	安静呼気後，肺内に残る空気量
残気量	最大呼気後，肺内に残る空気量
肺活量	最大吸気位から吐き出せる最大の空気量

□肺気量を表したグラフを肺気量分画（スパイログラム）といい，呼吸機能の測定に用いられる（**図 26**）.
□最大吸気位から「できるだけはやく」吐き出せる最大の空気量を努力肺活量という.
□努力呼出した際に，最初の1秒間で吐き出した空気量を1秒量という.
□1秒量の努力肺活量に対する割合を1秒率という.
□性別・年齢・身長から予測される予測肺活量に対する実測肺活量の割合を%肺活量という.
□1秒率 70%未満が閉塞性換気障害，%肺活量 80%未満が拘束性換気障害，1秒率および%肺活量ともに低い場合が混合型となる（**図 27**）.
□1回の換気において，実際に肺胞へ到達する空気量を肺胞換気量という.
□1回換気量のうち，ガス交換に関与しない空気量を死腔量といい，約150 mL である.

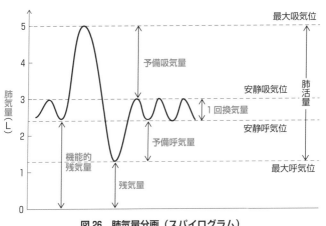

図26 肺気量分画（スパイログラム）

第2章 生理学

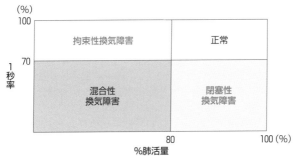

図27 換気障害の分類（1秒率と％肺活量）

3. ガス交換と運搬

【ガス交換】

□血液・肺胞・細胞とのガス交換は，分圧差による拡散現象によって起こる（図28）.

195

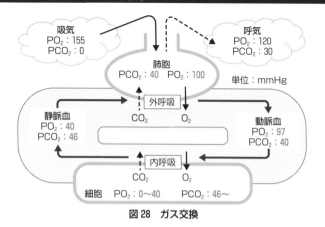

図28　ガス交換

□ 肺胞内の O_2（PO_2：100 mmHg）は，より分圧の低い静脈血中（PO_2：40 mmHg）へ拡散により移動する.

□ 静脈血中の CO_2（PCO_2：46 mmHg）は，より分圧の低い肺胞（PCO_2：40 mmHg）へ拡散により移動する.

【酸素の運搬】

□ O_2 は，主に赤血球中のヘモグロビン（Hb）に結合して運搬される.

□ 酸素とヘモグロビンの結合度を酸素飽和度といい，酸素分圧との関係性を示す曲線を酸素解離曲線という（図29）.

□ 酸素分圧が高いほどヘモグロビンの酸素飽和度は上昇し，酸素分圧が低いほど低下する.

□ 酸素解離曲線は，pH の低下，CO_2 分圧の上昇，体温の上昇，2,3-ジホスホグリセリン酸（2,3-DPG）の増加の条件で右方移動する. なお，2,3-DPG は解糖系の中間産物であり，ヘモグロビンに結合することにより，ヘモグロビンの O_2 結合度を低下させる.

□ 右方移動すると，同じ酸素分圧であってもヘモグロビンの酸素結合力（酸素飽和度）が低下し，より酸素が解離しやすくなることを意味する.

【二酸化炭素の運搬】

□ 二酸化炭素の大部分（67%）は重炭酸イオンの形で，一部（25%）は

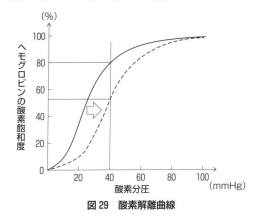

図 29　酸素解離曲線

カルバミノ化合物の形で，ごく一部（8%）は直接溶解して血液中を運搬される.

□蛋白質のアミノ基と二酸化炭素が反応してできる化合物をカルバミノ化合物という.

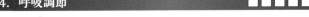

4.　呼吸調節

【呼吸中枢】

□呼吸中枢は，延髄に存在し，化学受容器や大脳皮質，橋からの調節を受ける.

□狭義の呼吸中枢は，延髄にあり，呼吸の周期性形成に関与する.

□広義の呼吸中枢に橋は含まれ，呼吸調節の中枢として働く.

【呼吸調節】

□血液中の O_2 分圧が低下すると，頸動脈小体や大動脈小体などの末梢化学受容体が興奮し，呼吸中枢を刺激して呼吸を促進する.

□血液中の CO_2 分圧が上昇すると，延髄の中枢性化学受容器が興奮し，呼吸中枢を刺激して呼吸を促進する.

□吸息に伴い肺が伸展すると肺の伸展受容器が興奮し，迷走神経を介して呼吸中枢を刺激することで，吸息から呼息への切り換えを促進する（ヘーリング・ブロイエル反射）.

L. 尿と排泄の生理

1. 腎臓の機能 ■■■■■

- □ 腎臓は，生体内に不要な不揮発性物質の排出に関与する.
- □ 腎臓は，体液の恒常性維持，レニンやエリスロポエチンなどのホルモン分泌，ビタミンD活性化などに関与する.

2. 尿の生成 ■■■■■

【尿生成】

- □ 尿の生成は，ネフロンで行われる.
- □ 腎臓1個あたり，約100万個のネフロンが存在する.
- □ 尿は，①糸球体濾過，②尿細管再吸収，③尿細管分泌の3つの過程により生成される（図30）.

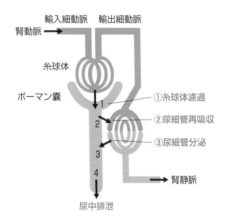

① 腎動脈から流入した血液は，輸入細動脈を通り，糸球体の毛細血管を流れる過程で濾過される

② 糸球体の毛細血管は収束して輸出細動脈となり，尿細管の傍で再び毛細血管網を形成する

③ 濾過された原尿が尿細管を通過する過程で再吸収や分泌を受け，尿細管に残ったものが尿中に排泄される

図30　尿の生成

□腎臓にあるすべての糸球体で，1日約 150～180 L の血漿が濾過され，原尿が生成される．

□尿細管では，原尿の大部分が再吸収され，生体内に不要な物質が尿細管に分泌される．

【糸球体濾過】

□血液中のある物質 X の尿中排泄量は，「X の尿中排泄量＝X の糸球体濾過量－X の尿細管再吸収量＋X の尿細管分泌量」の式で求められる．

□原尿の 99％以上が尿細管や集合管で再吸収され，尿として排泄されるのは約 1％になるため，1日の尿量は約 1.5 L となる．

□糸球体では，蛋白や細胞など分子量の大きな物質は濾過されない．

□糸球体では，圧力差による限外濾過が行われ，糸球体濾過量は糸球体濾過圧が大きいほど多くなる．

□糸球体濾過圧は，「糸球体濾過圧＝糸球体の血圧－糸球体の血漿膠質浸透圧－ボーマン嚢内圧」の式で表される（図 31）．

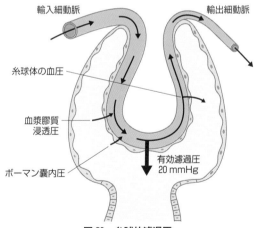

輸入細動脈　　　　　　　　　　輸出細動脈

糸球体の血圧

血漿膠質
浸透圧

ボーマン嚢内圧

有効濾過圧
20 mmHg

図 31　糸球体濾過圧

□糸球体の血圧は濾過を促進する向きに作用し，血漿膠質浸透圧とボーマン嚢内圧は，これに逆らう向きに作用する．

□糸球体の血圧から血漿膠質浸透圧とボーマン嚢内圧を差し引いたものが有効濾過圧となる.

□腎臓のすべての糸球体により，1分間に濾過される血漿量を糸球体濾過量（GFR）という.

□糸球体濾過量は，約 125 mL/ 分である.

□糸球体濾過量は，腎機能の評価に利用される.

□血漿中のある物質を1分間に腎から尿中に排泄した時，その物質が除去された血漿量（mL/ 分）をクリアランスという.

□クリアランスは，「ある物質の血漿中濃度×ある物質の尿中濃度」÷「1分間の尿量」より算出できる.

□糸球体濾過量を求めるために，イヌリンやクレアチニンのクリアランスが用いられる.

□ユリ科の植物に含まれる多糖類であるイヌリンは，糸球体濾過のみで排出され，尿細管再吸収・分泌がないため，イヌリンの尿中排泄量はイヌリンの糸球体濾過量と等しくなる.

□イヌリンのクリアランス測定は煩雑であるため，クレアチニンのクリアランス値が用いられる場合が多い.

□クレアチニンは，糸球体で濾過されるが，尿細管再吸収がなく，分泌もほとんど受けないため，クレアチニンのクリアランスは糸球体の濾過能力を表す指標として用いられる.

□クレアチニンは，筋肉中のクレアチンの代謝物である.

□単位時間あたりの腎臓を流れる血漿量を腎血漿流量（RPF）という. 腎血漿流量（RPF）は，パラアミノ馬尿酸のクリアランスから求められる.

【尿細管再吸収】

□原尿には，生体に必要な水，ブドウ糖，アミノ酸，電解質などが含まれている.

□原尿中の必要な成分は，尿細管において再吸収される.

□アミノ酸やグルコースは，近位尿細管でほぼ 100%が再吸収される.

□水や Na^+，K^+，HCO_3^- などの電解質は，近位尿細管で濾液中の 70〜80%が再吸収される.

□近位尿細管における Na^+ 再吸収は，能動的に行われる.

□近位尿細管における水の再吸収は，浸透圧勾配に従って受動的に行わ

れる.

□ヘンレループの下行脚では，主に水が再吸収され，尿細管内液の浸透圧が上昇する.

□ヘンレループの上行脚は，主に Na^+，Cl^- が再吸収され，尿細管内液の浸透圧は低下する.

【尿細管分泌】

□蛋白質の代謝終末産物である，血中の尿素・尿酸・クレアチニンといった老廃物や H^+，K^+ は，血中から尿細管を介して尿中に分泌される.

【尿の成分】

□1日の尿量は 1.5 L であり，摂取水分量や発汗量などにより大きく変動する.

□尿比重の基準値は 1.012〜1.025 とされるが，条件により変動し，多尿時は下がり，乏尿（ぼうにょう）時は上がる.

□尿 pH は平均 6 程度であるが，食物などの摂取によって 5〜7 の間を変動する.

□尿の成分として，水，イオン（Na^+，K^+，Cl^- など），尿素，尿酸，クレアチニン，アンモニア，馬尿酸などが含まれる.

【ホルモンによる調節】

□アルドステロンは，遠位尿細管および集合管で Na^+ の再吸収および K^+ の分泌を促進する.

□血漿浸透圧が上昇すると，下垂体後葉からバソプレッシン（ADH）が分泌され，抗利尿作用を示す.

□バソプレッシンは，主に集合管に作用し，水の再吸収を促進して尿の浸透圧を上昇させる.

□尿崩症（にょうほうしょう）では，バソプレッシンの作用低下により尿量が増加し，尿浸透圧が低下する.

□水分の過剰摂取では，血漿浸透圧が低下してバソプレッシン分泌が抑制され，尿量は増加し，尿浸透圧は低下する.

3. 排　尿　

□膀胱の排尿筋は，平滑筋からなり膀胱平滑筋や膀胱排尿筋と呼ばれる.

□内尿道括約筋は，膀胱括約筋とも呼ばれ，平滑筋よりなる.

□外尿道括約筋は，尿道括約筋とも呼ばれ，横紋筋よりなる.

□外尿道括約筋は，随意筋であり，体性神経である陰部神経の興奮に
　よって収縮する.
□末梢の排尿中枢は仙髄に，中枢の排尿中枢は橋に存在する.
□ある程度尿が貯留すると，交感神経の反射的活動により，膀胱排尿筋
　の弛緩と内尿道括約筋の収縮によって蓄尿が進む.
□さらに尿の流入が進むと，副交感神経反射により，周期的な膀胱排尿
　筋の収縮と内尿道括約筋の弛緩によって排尿が起こる.
□膀胱の排尿と蓄尿に関する神経と筋の働きを図 32 に示す.

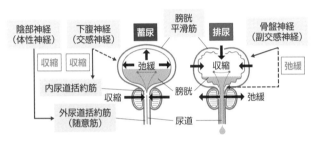

	蓄尿時	排尿時
神経支配	下腹神経（交感神経）興奮	骨盤神経（副交感神経）興奮
膀胱平滑筋	弛　緩	収　縮
内尿道括約筋	収　縮	弛　緩

①交感神経である下腹神経が興奮すると，膀胱平滑筋が弛緩し，内尿道括約
　筋が収縮するため，蓄尿が促進される
②副交感神経である骨盤神経が興奮すると，膀胱平滑筋が収縮し，内尿道括
　約筋が弛緩するため，排尿が促進される
③体性神経である陰部神経が興奮すると外尿道括約筋が収縮するが，これは
　随意筋であるため，意識的に排尿を停止することができる

図 32　排尿と蓄尿

M. 栄養と代謝の生理

1. 生体に必要な栄養素 ■■■■■

□栄養素には，糖質，蛋白質，脂質，無機物（ミネラル），ビタミンなどがある．

□エネルギー源となる糖質，蛋白質，脂質を三大栄養素という．

□無機質やビタミンは，微量ではあるが生理作用を円滑に行うために必須な栄養素である．

【糖　質】

□糖質は炭水化物の一種で，体内で代謝されて二酸化炭素と水に分解され，エネルギー源となる．

□糖質は，単糖類，二糖類，多糖類に大別される．なお，糖の分類を**表53**に示す．

表53　糖質の分類

単糖類	グルコース，フルクトース，ガラクトース
二糖類	マルトース，スクロース，ラクトース
多糖類	でんぷん

□エネルギー源として最も重要な単糖類はグルコースであり，多糖類であるグリコーゲンは肝臓や筋肉に貯蔵される．

□グリコーゲンは，分解されてグルコースとなり，血糖維持やエネルギー源として利用される．

□食事により摂取する主な糖質は，でんぷんである．

□でんぷんはグルコースが多数結合したもので，直鎖状のアミロースと枝分かれするアミロペクチンがある．

【蛋白質】

□蛋白質はアミノ酸から構成され，酵素やホルモン，抗体など生体成分の主成分となる．

□蛋白質を構成するアミノ酸は20種あり，食事からの摂取が不可欠な必須アミノ酸と体内合成が可能な非必須アミノ酸に分けられる（**表54**）．

第Ⅱ部 各試験科目別問題

表54 必須アミノ酸と非必須アミノ酸

必須アミノ酸	トリプトファン，リシン，メチオニン，フェニルアラニン，トレオニン，バリン，ロイシン，イソロイシン
非必須アミノ酸	アルギニン，グリシン，アラニン，セリン，チロシン，システイン，アスパラギン，グルタミン，プロリン，アスパラギン酸，グルタミン酸

【脂 質】
- 生体内で重要な脂質には，中性脂肪であるトリグリセリド，ステロイドホルモンなどの原料となるコレステロール，細胞膜の主成分であるリン脂質などがある．
- 中性脂肪（トリグリセリド）は，リパーゼの作用により脂肪酸とグリセロールに分解される．
- グリセロールは，肝臓などで糖新生によりグルコースとなる．
- 脂肪酸は，β酸化によりアセチルCoAとなり，TCA回路（トリカルボン酸回路）に入ってエネルギーとして利用される．

【無機物（ミネラル）】
- 無機物とは，体内に存在する有機物に含まれる炭素，水素，窒素，酸素以外の元素である．
- 無機物には，体内に比較的多く存在するカルシウム，リン，ナトリウムなどの多量ミネラルと，鉄や亜鉛などの微量ミネラルがある．

【ビタミン】
- ビタミンは，微量ではあるが生理作用を円滑に行うために必須な有機化合物である．
- ビタミンは，生体内で合成できないものもあるため，食物から摂取する必要がある．
- ビタミンは，脂溶性ビタミンと水溶性ビタミンに分けられ，その特徴を表55に示す．

表55 脂溶性ビタミンと水溶性ビタミン

脂溶性ビタミン	ビタミンA，D，E，K	体内に蓄積し過剰症を起こす
水溶性ビタミン	ビタミンB群，ビタミンC	多くは，酵素の働きを助ける補酵素

□各ビタミンの特徴を**表 56** に示す.

表 56　各ビタミンの特徴

	ビタミン名 (化学名)	特徴・機能	欠乏症
脂溶性	ビタミン A (レチノール)	・カロテンから体内で合成され, 肝臓に貯蔵される ・レチナールに酸化されてロドプ シン (視紅) の成分となる ・上皮細胞の維持を補助する	夜盲症, 眼球・皮 膚の乾燥・角化
	ビタミン D (カルシフェ ロール)	・皮膚で紫外線の作用により生合 成され, 肝臓と腎臓で活性化さ れる ・小腸における Ca^{2+} と P^- の吸収 を促進する	骨軟化症, くる病 (小児)
	ビタミン E (トコフェロー ル)	・生体膜中でリン脂質の酸化を抑 制し, 脂質過酸化による生体膜 障害を防ぐ (抗酸化作用)	まれに溶血性貧血 (脂肪吸収障害が ある場合)
	ビタミン K [フィロキノン (K_1), メナキ ノン (K_2)]	・肝臓において, プロトロンビン やその他の血液凝固因子を活性 化し, 血液凝固を促進する ・骨形成の促進を作用する	血液凝固障害 (特 に新生児), 新生 児メレナ, 頭蓋内 出血
水溶性	ビタミン B_1 (チアミン)	・糖代謝系の補酵素である ・神経機能を維持する	脚気, ウェルニッ ケ脳症
	ビタミン B_2 (リボフラビ ン)	・酸化還元反応の重要な補酵素で ある	舌炎, 口唇炎, 脂 漏性皮膚炎, 口角 炎, 角膜炎
	ビタミン B_6 (ピリドキシ ン)	・アミノ酸代謝の補酵素である	腸内細菌により供 給されるため欠乏 症はまれ
	ビタミン B_{12} (コバラミン)	・胃の内因子 (糖蛋白) と結合し, 回腸より吸収される ・核酸 (DNA, RNA) 合成反応の 補酵素である	巨赤芽球性貧血, 悪性貧血
	葉酸	・核酸 (DNA, RNA) 合成反応の 補酵素である	巨赤芽球性貧血

表56　つづき

	ビタミン名 （化学名）	特徴・機能	欠乏症
水溶性	ナイアシン （ニコチン酸）	・酸化還元酵素の補酵素（NAD，NADP）として，エネルギー代謝に関与する	ペラグラ
	ビタミンC （アスコルビン酸）	・抗酸化作用，コラーゲンの生成，生体異物の代謝，アミノ酸・ホルモンの代謝，胆汁の生成などに関与する	壊血病

2. エネルギー代謝の基礎　■■■■■

【代謝の概念】

□体内で物質を合成・分解する過程を代謝という.

□代謝を主に物質の化学変化として捉えたものが物質代謝であり，主にエネルギーの変換として捉えたものがエネルギー代謝である.

□物質代謝は，同化と異化の2つの過程に分けられる.

□エネルギーを使い，低分子化合物から高分子化合物を合成する過程が同化である.

□高分子化合物である栄養素を，最終的に O_2，CO_2，水などの低分子化合物に分解してエネルギーを得る過程が異化である.

【アデノシン三リン（ATP）の構造と働き】

□ATPは，高エネルギーリン酸結合をもつ低分子物質であり，代謝で得られたエネルギーはATPに蓄えられる.

□ATPは，アデノシンに3つのリン酸が結合した構造である（**図33**）.

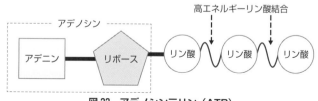

図33　アデノシン三リン（ATP）

□ATP からリン酸が 1 つ離れ，アデノシンニリン酸（ADP）に分解される際にエネルギーが放出されるが，ヒトを含めた生物はこのエネルギーを利用してさまざまな生命活動を行っている．

□ATP は糖質などを酸化し，水と二酸化炭素に分解する際に ADP とリン酸より合成される．

【代謝経路】

□三大栄養素（糖質，脂質，蛋白質）を代謝し，ATP を合成することによって生命活動に必要なエネルギーが得られる．

□代謝経路には，解糖系，クエン酸回路，電子伝達系があり，その特徴を図 34 に示す．

□脂肪酸は，β 酸化によりアセチル CoA となり，TCA 回路（トリカルボン酸回路）に入ってエネルギーとして利用される．

□グルコースが不足の時，蛋白質の分解で生じたアミノ酸や中性脂肪の分解で生じたグリセロールなどの糖質ではない物質からグルコースを生成する過程を糖新生という．

□アミノ酸の分解により生じたアンモニアは，肝臓の尿素回路で代謝され尿素となり，尿中に排泄される．

□筋細胞内のクレアチンリン酸（CP）が，リン酸基を ADP に移してATP とクレアチンを合成する反応をローマン反応という（図 35）．合成された ATP は，筋収縮のエネルギーとして使われて ADP となる．

3. 食物と栄養 ■ ■ ■ ■ ■

【エネルギー代謝の測定】

□食品のカロリー計算に用いられるエネルギー換算係数をアトウォーター係数といい，糖質は 4 kcal/g，蛋白質は 4 kcal/g，脂質は 9 kcal/g である．

□三大栄養素の代謝により生体内で産生されたエネルギー量の算出には，消費した O_2 量，排出した CO_2 量および尿中の窒素量が用いられる．

□生体内で栄養素が分解される際に，消費する O_2 の量に対する排出した CO_2 の量の比（CO_2/O_2）を呼吸商（RQ）といい，糖質は 1.0，蛋白質は 0.8，脂質は 0.7 である．

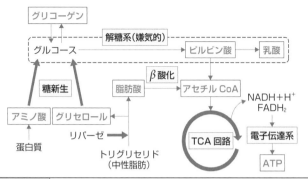

図 34　代謝経路

解糖系	・グルコースが細胞質に存在する嫌気的酵素(無酸素条件で働く酵素)によりピルビン酸を経て乳酸になる過程をいう ・エムデン・マイヤーホフの経路ともいう ・好気的(有酸素)条件下，ピルビン酸はミトコンドリアでアセチルCoA となり，クエン酸回路(TCA 回路，クレブス回路)に入る
クエン酸回路	・アセチルCoA を出発点とし，GTP，NADH+H^+，$FADH_2$ を生成する過程をいう ・クエン酸回路は，TCA 回路，クレブス回路とも呼ばれる
電子伝達系	・クエン酸回路で生成した NADH+H^+や $FADH_2$ を使い，ATPを生成する過程をいう ・ミトコンドリア内膜の酵素により，酸素を使って大量の ATPや H_2O が産生される ・高エネルギー化合物である ATP が ADP に加水分解される時にエネルギーを発生する

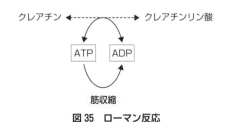

図 35　ローマン反応

【基礎代謝量】

□生きていくうえで必要最低限のエネルギー量を基礎代謝量という.

□基礎代謝量は，背臥位の安静状態，摂食後 12～14 時間，室温 20～25℃，覚醒時に測定される.

□一般成人における基礎代謝量は，男性約 1,500 kcal/ 日，女性約 1,200 kcal/ 日である.

□基礎代謝量は，体表面積が大きいほど大きくなる.

□基礎代謝量の増加要因を表57 に示す.

表57　基礎代謝量の増加要因

・性別：男性＞女性	・交感神経興奮
・季節：冬＞夏	・甲状腺ホルモン
・発熱，妊娠，筋運動	

□睡眠時の代謝量は，基礎代謝量の約 90％に低下する.

□体重あたりの基礎代謝量の代表値を基礎代謝基準値といい，年齢とともに低くなる.

【特異動的作用】

□摂食後，一過性にエネルギー代謝が亢進し，産熱することを特異動的作用といい，蛋白質では摂取エネルギーの約 30％，糖質では約 6％，脂質では約 4％が消費される.

N. 消化と吸収の生理

1. 消化器の働き

□消化とは，摂取した食物中の栄養素が吸収されるように，消化管中を進行する間に低分子物質にまで分解することである.

□消化には，口腔内運動や消化管運動による物理的消化と，消化酵素による化学的消化がある.

□一般の内臓と同様に消化管は，自律神経系（外来神経系）の支配も受けるが，消化管には内在神経系と呼ばれる特殊な神経支配も存在する.

□消化管壁の内在神経系には，縦走筋と輪状筋間に存在するアウエルバッハ神経叢および粘膜下に存在するマイスナー神経叢がある.

2. 消化管の運動　■■■■■

□消化管の運動は，消化管の内側にある輪走筋と外側にある縦走筋により行われる.

□消化管運動には，食物の移動を推進する蠕動運動と，消化液との混和を促進する分節運動や振子運動がある.

□蠕動運動は，輪走筋と縦走筋が協調して働き，収縮が口側より肛門側に伝わる運動で，内容物の輸送に関わる（図36a）.

□分節運動は，輪走筋が間隔をおいて収縮と弛緩を繰り返し，腸管がいくつかの分節に分けられる運動で，内容物の混和に関与する（図36b）.

□振子運動は，縦走筋が周期的に収縮と弛緩を繰り返す運動で内容物の混和に関わる（図36c）.

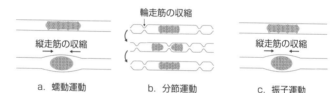

輪走筋の収縮

縦走筋の収縮　　縦走筋の収縮

a. 蠕動運動　　　　　　b. 分節運動　　　　　　c. 振子運動

図36　蠕動運動・分節運動・振子運動

□大腸では，胃-大腸反射により総蠕動（大蠕動）が起こり，食物が一気に直腸に押し込まれて便意が生じる.

3. 消　化　■■■■■

【口腔における消化】

□食物を歯で機械的に噛み砕くことを咀嚼という.

□唾液中の消化酵素である唾液アミラーゼによってデンプン（多糖）は，麦芽糖（二糖類）へ分解される.

□唾液は，味覚や機械的刺激により反射性に分泌が調節される.

□唾液分泌中枢は，高次中枢の支配も受けるため，食物の想像などでも唾液の分泌が生じる.

□分泌刺激は，副交感神経と交感神経を介して起こる.
□嚥下の過程を**表 58**に示す.

表 58　嚥下の過程

第1相	・口腔から咽頭までの相で，随意運動である
第2相	・咽頭から食道入口までの相で，不随意運動である ・喉頭蓋が後方に倒れ，気道に蓋をする．なお，気道が閉鎖するため，一時的に発声や呼吸が止まる
第3相	・食道入口から胃までの相で，不随意運動である ・食道の蠕動運動により，食塊が食道を移動する

【胃における消化】
□胃液を分泌する胃腺には，噴門腺，胃底腺，幽門腺がある.
□噴門腺と幽門腺は，主に副細胞（粘液細胞）から構成され，ムチンを多く含む粘液を分泌して粘膜を保護する.
□胃底腺の構成細胞と作用を**表 59**に示す.

表 59　胃底腺の構成細胞と作用

構成細胞	分泌物	作　用
副細胞	粘液	粘膜の保護作用
主細胞	ペプシノーゲン	胃酸により活性化されてペプシンとなり，蛋白質を分解
壁細胞	塩酸（胃酸）	ペプシノーゲンの活性化，殺菌，蛋白変性作用
	内因子	ビタミン B_{12} の吸収作用

□胃液分泌の調節機構を**表 60**に示す.

表 60　胃液分泌の調節機構

①脳相	視覚・嗅覚・聴覚・味覚刺激→迷走神経を介して胃液分泌を促進
②胃相	食物の流入による胃の伸展→ガストリン分泌の促進→大量の胃液分泌
③腸相	食物が十二指腸に流入→セクレチンやグルコース依存性インスリン分泌刺激ポリペプチド（GIP）の分泌→主に胃液分泌の抑制

【小腸における消化】
□小腸では，最終的な消化と吸収が行われる．
□小腸では，胃からの粥状の内容物に膵液や胆汁が加わり消化が進行する．
□小腸にある微絨毛の表面には，オリゴ糖分解酵素やペプチド分解酵素が存在し，最終的な化学的消化が行われる．

【消化管ホルモン】
□消化管ホルモンとその作用を表61に示す．

表61　消化管ホルモンと作用

ホルモン	分泌部位	作用
ガストリン	幽門前庭部のG細胞（ガストリン細胞）	壁細胞に作用し，胃酸の分泌を促進する
セクレチン	十二指腸，小腸上部	胃酸の分泌を抑制し，重曹水に富む膵液の分泌を促進する
コレシストキニン	十二指腸，小腸上部	消化酵素に富む膵液の分泌を促進し，胆嚢を収縮および胆汁の分泌を促進する

【消化酵素】
□消化酵素に関して表62に示す．

表62　消化酵素

消化酵素の局在	糖質	蛋白質	脂質
膵液	膵アミラーゼ，マルターゼ	トリプシンなど	膵リパーゼ
小腸壁	マルターゼ，スクラーゼ，ラクターゼ	アミノペプチダーゼ	腸リパーゼ

4. 吸収

□グルコースやアミノ酸は，小腸粘膜よりNa^+と共輸送され，脂質は胆汁酸によるミセルを形成し（乳化作用），吸収される（図37）．

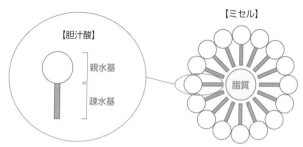

図37 胆汁酸とミセル

5. 肝臓と胆道

【肝　臓】
□肝臓の働きを**表63**に示す.

表63 肝臓の働き

糖質代謝	グリコーゲンの合成・貯蔵
蛋白質代謝	血液凝固因子やアルブミンなどの合成
脂質代謝	胆汁やコレステロールの合成
その他	解毒作用

【胆　汁】
□胆汁は，肝臓でつくられ，胆嚢に貯留される.
□消化酵素は含まれないが，脂肪の消化と吸収を助ける.
□胆汁中に含まれる胆汁酸は，コレステロールから生成される.
□胆汁色素の大部分はビリルビンであり，溶血により赤血球から放出された ヘモグロビンから生成される.

【ビリルビン代謝】
□ビリルビン代謝に関して p180 の**図19**に示す.

O．体温とその調節の生理

1．体　温　■■■■■

□環境温度に影響を受ける体表（殻；shell）の温度を外殻温度という（図38）．

□環境温度に影響を受けない体内（芯；core）の温度を核心温度という（図38）．なお通常，核心温度を測定し体温とする．

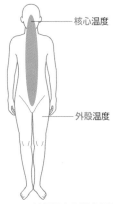

核心温度

外殻温度

図38　外殻温度と核心温度

□体温の計測は，主に体温計を用い，口腔温，腋窩温，直腸温などを計測する

□体温は，腋窩温，口腔温，直腸温の順に高い．

□最も核心温度を反映するのは，直腸温である．

□体温には日周期リズムがみられ，早朝に最低となり，午後に最高となる．

□新生児は，体温調節中枢が未発達であるため，環境温によって容易に体温が変動する．

□起床直後に，安静状態で測定する最低体温を基礎体温といい，口腔温で計測する．

□女性の体温は，性周期によって変動し，卵胞期に低く，黄体期に高い．

□体温は，食事や運動，精神的興奮によって上昇する．

2. 体温の調節

□熱産生は，「ふるえ熱産生」と「非ふるえ熱産生」に分けられる（**表64**）．

表64　ふるえ熱産生と非ふるえ熱産生

ふるえ熱産生	骨格筋の収縮による産熱
非ふるえ熱産生	肝臓や褐色脂肪組織における産熱

□体内の産熱量は，代謝が活発な臓器で多く，安静時で最も多いのは筋で，次が肝臓である．

□血液は，体内深部で産生された熱を体表に運び熱を放散する．

□熱放散の仕組みには，伝導，輻射，対流，蒸発の4つがある（**図39**）．

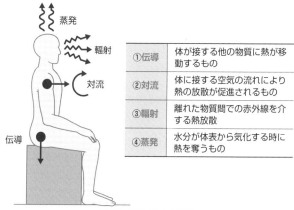

①伝導	体が接する他の物質に熱が移動するもの
②対流	体に接する空気の流れにより熱の放散が促進されるもの
③輻射	離れた物質間での赤外線を介する熱放散
④蒸発	水分が体表から気化する時に熱を奪うもの

図39　熱放散の仕組み

□蒸発には，発汗と不感蒸泄によるものがある．なお，不感蒸泄とは意識せずに生じる皮膚や気道からの水分の気化である．

□環境温が常温の場合，熱放散の割合は輻射が60％，伝導と対流が15％，蒸発が25％である．

□環境温が体温以上の場合，熱放散の割合は発汗による蒸発がほぼ100%となる．

□輻射，伝導と対流による放熱は，環境温上昇に伴い効率が低下する．

□小汗腺（エクリン腺）は，全身に分布し体温調節に関与する．

□大汗腺（アポクリン腺）は，腋窩や外陰部などに存在し，体温調節に関与しない．

□体温上昇による発汗を温熱性発汗といい，手掌と足底を除く全身にみられる．

□精神緊張時には，手掌と足底に体温調節上の意味がない発汗が生じる，この発汗を精神性発汗という．

□体温調節中枢は，視床下部に存在し，正常体温を設定する．これをセットポイントという．

□感覚器が受容した体温の情報は，視床下部の体温調節中枢に伝えられ，セットポイントに近づくように効果器の機能を調節する（図40）.

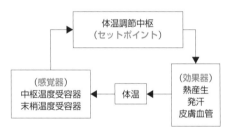

①体温の情報は，中枢や末梢の温度受容器で受容される
②この情報が体温調節中枢に伝えられ，セットポイントに近づくように効果器の機能を調節する
③効果器では熱産生や発汗，皮膚血管の運動を介して体温調節を行う

図40 体温調節機構

□体温調節中枢には，放熱中枢（温中枢）と産熱中枢（冷中枢）があり，産熱と放熱を調整する．

□体温調節中枢の設定体温（セットポイント）が上昇し，高体温となったものを発熱という．

□環境から体に入る熱や，激しい運動などで熱産生量が大きくなり熱放散が追いつかず，高体温となったものをうつ熱という．なお，設定体温（セットポイント）は上昇しない．

□発熱は，細菌などの外因性発熱物質が単球やマクロファージにインターロイキン1などの内因性発熱物質を産生させ，これが脳に作用してプロスタグランジンの産生を促進し，セットポイントを上昇させて起こる（図41）.

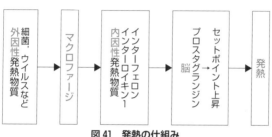

図41　発熱の仕組み

□高温環境では，発汗の増大，皮膚血管の拡張，筋緊張の低下などがみられる．

□低温環境では，ふるえや皮膚血管の収縮，立毛筋の収縮などがみられる．

P. 高齢者の生理学的な特徴・変化

1. 細胞・組織の加齢現象　　■ ■ ■ ■ ■

【細胞の老化】

□細胞分裂の可能回数には限界があり，限界まで分裂を繰り返すと分裂を停止する．

□細胞分裂の限界に向かう細胞の変化を細胞老化という．

□細胞老化を生じる機構として，テロメア説やエラー説などが考えられている．

□染色体 DNA の末端部分は，テロメアと呼ばれ，染色体の構造を安定化するなどの役割をもつ．

□細胞老化のテロメア説は，細胞分裂を繰り返すとテロメアが端から短縮し，細胞老化が生じるとする説である．

□細胞老化のエラー説は，細胞分裂時のエラーや外部環境からのストレスが細胞に加わって DNA が障害され，ダメージが蓄積し，細胞老化が生じるとする説である．

【生体膜および細胞内小器官の変化】

□加齢による細胞の変化として，生体膜の流動性低下がみられる．なお，生体膜とは細胞膜や細胞内小器官の膜のことである．

□加齢によって，核や核小体が大きくなり，さらに核小体の数は増加する．

□加齢によって，ミトコンドリアの数は減少し，その大きさは増大する．

【細胞内水分量の変化】

□体内水分量は，若年者で体重の約 60%，高齢者では約 50%であり，加齢により減少する．

□加齢による体内水分量の減少は，細胞内液量や体内ナトリウム量の減少によって生じる．

2. 高齢者の生理学的な特徴 ■■■■■

【加齢による臓器機能の変化】

□加齢により，脳重量と脳容積の減少，ニューロンの減少，シナプス伝達効率の低下などが生じる．

□脳容積の減少は，前頭前野，感覚運動関連領域，海馬などで著しい．

□一般的に，加齢により筋量は減少する．

□加齢での筋の影響を速筋と遅筋を比較すると，速筋で大きい．

□加齢により老視は 40 歳ごろから始まり，毛様体筋の萎縮や水晶体の弾力低下によって生じる．

□加齢性白内障は，変性により水晶体が白く混濁した状態である．

□加齢性難聴では，はじめに高音領域の音から聞こえづらくなる．

□早期のアルツハイマー型認知症で，しばしば嗅覚の低下を認める．

□加齢に伴い，味細胞数や唾液分泌量が減少するため，味覚は低下する．

□酸味や甘味と比較して，塩味や苦味で加齢の影響が大きい．

□加齢による循環器の変化として，心拍出量の低下，心臓弁膜症や不

脈の出現，動脈弾性の低下などがあげられる．

□加齢による呼吸器の変化として，肺活量の減少や残気量の増加がみられる．

□高齢者の便秘は，食事量の減少や薬剤の影響などが大きな原因となる．

【高齢期特有の疾患・障害】

□加齢伴う生理学的な予備能力の低下によって，健康障害に対する脆弱性が増加した状態をフレイルという．

□認知症における原因疾患の6割がアルツハイマー型認知症である．

□骨粗鬆症は，高齢女性に好発する．

□高齢期では，睡眠時間は短くなり，深い睡眠やレム睡眠の減少や中途覚醒の増加がみられる．

3. 運動と加齢

□高齢者は，転倒することが多い．

□転倒のリスクの要因には，内的因子と外的因子がある．

□転倒の内的因子には，身体的疾患，薬物，加齢変化などがあり，外的因子には段差などの物的環境などがある．

□高齢者の転倒による骨折で多いのは，大腿骨頸部骨折や脊椎椎体圧迫骨折である．

□高齢者では，歩幅や歩行率（ケイデンス）が低下し，歩行速度が低下する．

□高齢者の歩行では，支持基底面を広くするため，左右の足幅である足隔が増加する．

□高齢者の歩行では，立脚期が延長，遊脚期が短縮する．

□高齢者の歩行では，両足が接地している期間である両足支持期が延長する．

□高齢者の歩行周期では，時間的・空間的なばらつき（歩行変動性）が増加する．

□加齢により身体動揺量が大きくなり，姿勢制御時の視覚への依存が大きくなる．

□立位時の外乱に対し，若年者は足関節戦略をとりやすく，高齢者は股関節戦略をとりやすい．

Q. 競技者の生理学的な特徴・変化

1. 運動と身体発達　■ ■ ■ ■ ■

【発育特性】

□ 臓器や器官によって成長・発達の時期や速さは異なり，その発育発達を 4 つの型に分けてグラフで表したものが「スキャモン（Scammon）の発育曲線」である．

□ スキャモンの発育曲線は，20 歳時の臓器・器官の大きさを 100%とした時の各臓器の年齢における相対値をつないだものである．

□ スキャモンの発育曲線は，臓器・器官の発育発達の曲線を「リンパ型」「神経型」「一般型」「生殖型」の 4 つに分ける．

□ スキャモンの発育曲線の 4 型の特徴を**図 42** に示す．

【骨筋肉系の発育と運動】

□ 男女における身長や体重の変化は，思春期ごろまでは類似し差がみられないが，思春期以降は男子で増加が著しい．

□ 身長や体重における最大発育の年齢には男女で差があり，女子のほうが早い．

□ 身長や体重の最大発育年齢は，一般に身長で早い．

□ 小児期から青年期では，骨リモデリングにおいて骨形成が骨吸収を上回り，骨の成長が進む．

□ 骨量は 20 歳代で最大に達し，その後は加齢に伴い減少する．

□ 骨に外部からの物理的な力などが加わると，骨の強度が増加する．

□ 出生時の筋線維のタイプは，タイプ Ⅰ 線維 40%，タイプ Ⅱ 線維 45% である．

【呼吸・循環系機能と運動】

□ 肺の機能は，15 歳ごろに成人と同程度まで発達する．

□ 心臓の 1 回拍出量は，出生時 4 cm³ から成長に伴い増加し，成人で 80 cm³ 程度になる．

□ 安静時心拍数は，新生児の 140 回 / 分，幼児の 100 回 / 分と成長に伴い減少し，成人で 70 回 / 分程度となる．

□ 心拍数と 1 回拍出量の積である心拍出量は，出生時の 500 cm³/ 分から成長に伴い増加し，成人で約 10 倍の 5,000 cm³/ 分に達する．

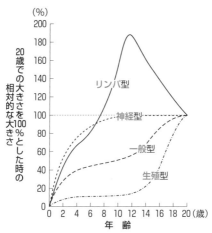

分 類	特 徴	代表的な臓器
①リンパ型	学童期後期から思春期前期に成人のおよそ2倍に達する	扁桃, リンパ節, 胸腺など
②神経型	7歳ごろまでに約95%に達する	脳・脊髄, 視覚器など
③一般型	乳児期に急速に発達し, その後緩やかになり, 思春期に再び発達するS字型の発達を示す	身長・体重, 内臓器官など
④生殖型	乳児期にわずかに発達し, その後は停滞して思春期に急速に発達する	生殖器など

図42 スキャモンの発育曲線の4型の特徴

【発育期の運動不足・過運動の影響】

□現在は下げ止まっているが, わが国の子どもの体力と運動能力は, 近年では低下している. なお, 体力・運動能力低下の原因は運動時間や運動頻度の減少による.

□子どもの発育にとって, 運動, 栄養, 休養の3つが重要である.

□トレーニングの三大原理として, 過負荷の原理, 可逆性の原理, 特異性の原理があげられる.

□ 日常生活以上の負荷を身体に加えなければ，効果が現れないという原理を過負荷の原理という．

□ トレーニングを止めると，得られた効果が徐々に失われるという原理を可逆性の原理という．

□ トレーニングの方法により，効果が変わるという原則を特異性の原理という．

□ トレーニングの五大原則として，全面性の原則，意識性の原則，漸進性の原則，反復性の原則，個別性の原則があり，トレーニングを行う際に考慮すべきである．

□ トレーニングの五大原則の中で，発育期に最も考慮する必要があるのは個別性の原則である．

□ 全身をバランスよく鍛えるという原則を，全面性の原則という．

□ 鍛えている筋肉などを意識することで効果が向上するという原則を，意識性の原則という．

□ トレーニングの負荷を徐々に上げるという原則を，漸進性の原則という．

□ 反復し行うことで効果が得られるという原則を，反復性の原則という．

□ 筋力などに個人差があるため，個々のレベルに合わせる必要があるという原則を，個別性の原則という．

□ トレーニングの負荷が過度になりすぎると逆効果となって，運動器障害や持久力の低下などが生じる場合があり，オーバートレーニングと呼ばれる．

【運動の習熟】

□ 持久力とは，長時間身体を動かすことのできる能力であり，運動中に筋への酸素を運搬し，酸化的リン酸化などによりエネルギーを産生する能力を意味する．

□ 運動生理学の分野などでは，持久力の指標として最大酸素摂取量（最高酸素摂取量）が用いられる．

2.　競技者の生理学的な特徴・変化　■■■■■

□ スポーツやトレーニングなどの運動に対する適応的変化として，筋肥大や最大酸素摂取量などが変化する．

□ 運動に対する適応的変化は，運動内容（競技スポーツ）によって異なる．

□外側広筋や腓腹筋で比較すると，一般健常者ではタイプⅠ線維（遅筋）とタイプⅡ線維（速筋）の割合がほぼ等しい.

□外側広筋や腓腹筋で比較すると，持久力を要する競技者ではタイプⅠ線維（遅筋）の割合が高い.

□外側広筋や腓腹筋で比較すると，瞬発力を要する競技者ではタイプⅡ線維（速筋）の割合が高い.

□持久力を要する競技者では，最大酸素摂取量が比較的に高い.

□持久能鍛錬者では，最大心拍出量や最大動静脈酸素較差の増加がみられる.

□持久系トレーニングでは，心内腔の拡大を伴い，心内腔より外側に向け肥大する，遠心性心肥大がみられる.

□筋力系トレーニングでは，肥大が心内腔に向けて進む，求心性心肥大がみられる.

第3章
運動学

A. 運動学総論

1. 運動学の領域 ■■■■■

□運動学は，正常運動の分析・研究をする学問である.

□病態運動学は，疾病などによる異常運動を対象とし，臨床運動学ともいう.

□現在の運動学の領域は，本来の解剖学や力学に重点をおいた自然科学領域から人文科学や社会科学の領域にまで広がっている.

□運動学は，構造的・機能的運動学，運動生理学，生体力学，発達運動学，心理的・象徴的運動学などに大きく分けられる.

□生体力学は，力学領域から身体運動などを物理的・工学的に分析する学問である.

□人間の運動行動は，運動，動作，行為の3つの側面から分析される.

2. 運動解析の基礎 ■■■■■

□身体運動の基準となる基本姿勢には，基本的立位姿勢や解剖学的立位姿勢がある（図1）.

□解剖学的立位姿勢は，基本的立位姿勢から前腕を回外位した姿勢となる.

□身体運動の面には，矢状面，前頭面，水平面の3面がある（図2）. なお，重心点を通る3つの面を基本面といい，基本矢状面，基本前頭面，基本水平面がある.

□身体運動は，関節を中心とした体節の回転運動であり，その回転中心を運動軸という.

□運動軸には垂直軸，水平矢状軸，水平前額軸があり，各運動軸は運動の面に対して常に直角の関係にある（図2）.

□屈曲と伸展の運動は，矢状面，水平前額軸の動きとなる.

□外転と内転の運動は，前額面，水平矢状軸の動きとなる.

□外旋と内旋の運動は，水平面，垂直軸の動きとなる.

□顔を横に向ける運動は，水平面，垂直軸の運動である.

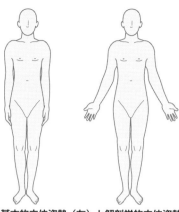

図1 基本的立位姿勢（左）と解剖学的立位姿勢（右）

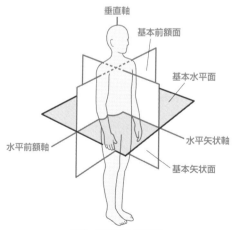

図2 基本面と運動軸

□下垂した上肢を横に上げる運動（上肢の外転）は，前額面，水平矢状軸の運動である.

□頭を前に倒す運動は，矢状面，水平前額軸の運動である.

□膝を曲げる運動は，矢状面，水平前額軸の運動である.

3. 身体運動と力学 ■■■■■

□運動は，その通過した軌跡により角運動と線運動に分けられる.

□関節の回転，回旋，円運動などが角運動である.

□歩行移動のように点から点に移動する運動が線運動である.

□線運動には，直線運動と曲線運動がある.

□身体運動に関与する力として，重力，外部抵抗力，摩擦力，筋収縮による張力があげられる.

□外部抵抗力とは，重力以外の身体に直接加えられる外力のことで，他人や外からの力や荷物の荷重などがこれにあたる.

□方向をもたず，大きさだけで表される量をスカラー量という. 例えば，長さ，温度，質量などをいう.

□大きさと方向をもつ量をベクトル量という. 例えば，力，速度，加速度，運動量，力積などをいう. なお，ベクトルは有向線分で表され，同じ物理量を表すベクトルどうしの合成や分解が可能である.

□外部から力を加えても変形しない物体を剛体といい，通常「物体」という時には剛体として扱う.

□物体の全質量が集まっているとみなす点を質量中心という.

□重力下では，物体の質量中心は重心に一致する. なお，無重力下では重心の概念は存在しない.

□物体がある支点を中心に回転する力の大きさ（能率）を，その支点に関する力のモーメントという.

□力のモーメント（M）は，支点からの距離（a）と力（F）との積で表される（M=a F）.

□力のモーメントは反時計回りを正，時計回りを負の向きとする（図3）.

□支点の周りに回転しうる状態の棒をてこという.

□てこには，回転の中心となる「支点」，力を加える「力点」，力が働く「荷重点（作用点）」の3つの点があり，この3点の位置関係によって，てこは3種に分類される（図4）.

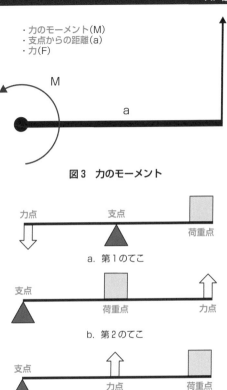

・力のモーメント(M)
・支点からの距離(a)
・力(F)

図3 力のモーメント

a. 第1のてこ

b. 第2のてこ

c. 第3のてこ

図4 てこの種類

第3章 運動学

□支点が力点と荷重点の間にあるのは「第1のてこ」で，安定性のてこと呼ばれる（**図4a**）．
□荷重点が力点と支点の間にあるのは「第2のてこ」で，力のてこと呼ばれる（**図4b**）．なお，第2のてこの特徴は力の有利性である．

227

□力点が支点と荷重点の間にあるのは「第3のてこ」で，動きのてことも呼ばれる（図4c）．なお，第3のてこの特徴は関節運動の速さの有利性である．

□人体にみられるてこには，以下の3つがある．

　①第1のてこの例として「片脚時の中殿筋」や「頭部の前後方向のつり合い」があげられる．

　②第2のてこの例として「肘関節屈曲時の腕橈骨筋」や「舌骨上筋群による開口」があげられる．

　③第3のてこの例として「肘関節屈曲時の上腕二頭筋」や「中殿筋による側臥位での股関節外転」があげられる．

□小さな力を大きく変えたり，力の方向を変えたりする滑車には，動滑車と定滑車（力の向きを変えるだけ）があるが，人体に存在するのは定滑車に類似した構造である．例えば，長腓骨筋腱，顎二腹筋腱，上斜筋腱などである．

□①慣性の法則，②運動の法則，③作用・反作用の法則の3つをニュートン力学の運動の法則という．

□運動の第1法則は，慣性の法則であり「物体に外力が加わらない時，物体は静止したものは静止し続け，運動しているものは等速度運動をし続ける」という法則である．

□運動の第2法則は，運動の法則であり「物体に力を加えると，力の方向に加速度が生じ，その大きさは質量に反比例する」という法則である．

□運動の第3法則は，作用・反作用の法則であり「物体に力を加えると，大きさが等しく，逆向きの力が物体から加わる」という法則である（図5）．

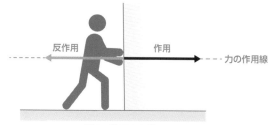

図5　作用と反作用の法則

□力の単位には，重力単位と絶対単位の2つがある．

□力の重力単位は，質量1kgの物体に作用する地球の引力を1kgwの力としたものである．なお，地球の引力は場所により若干異なるため，力の重力単位の測定には測定場所の指定が必要となる．

□力の絶対単位は，質量1kgの物体に1m/sec²の加速度を生じさせる力の大きさを1Nとするものである．なお，絶対単位にはMKS単位であるニュートン（N）のほかに，CGS単位であるダイン（dyn）もある．

□質量に速度をかけたものを運動量という．なお，運動量はベクトル量である．

□外部から力が加わらないかぎり，その系の運動量の総和は不変であるという物理法則を運動量保存の法則という．

□力と時間の積を力積といい，運動量の変化分にあたる．なお，力積はベクトル量である．

□仕事は，力と距離の積で求められ，単位はジュール（J）である．

□単位時間あたりになされる仕事量を仕事率といい，単位はワット（W）である．

□物理学において，エネルギーとは「仕事をする能力」と定義される．

□力学的エネルギーには，位置エネルギーと運動エネルギーの2種類ある．

□運動している物体がもつエネルギーを運動エネルギーという．

□物体が高い位置にある時，その物体はエネルギーをもち，これを重力による位置エネルギーという．

B. 運動器の構造と機能

1. 骨・軟骨

□成人の骨は，約200余個の骨で構成され，体重の約15〜18%を占める．

□骨は，中胚葉由来である．

□骨の役割として，支持，運動，保護，造血機能，電解質の貯蔵などがあげられる．

□骨は，骨質と関節面や成長線に存在する軟骨質，骨の中心の骨髄，さらに骨表面を覆う骨膜から構成される（図6）．さらに，骨質は緻密質と海綿質に分けられる．

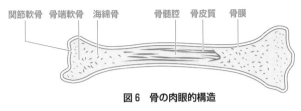

関節軟骨　骨端軟骨　海綿骨　　骨髄腔　骨皮質　骨膜

図6　骨の肉眼的構造

□ 体重を支持するために，大腿骨上部などにみられる骨梁の流れをパッカード・マイヤー線という．

□ 骨膜には，血管と神経が密に分布し，骨膜と骨質はシャーピー線維で結合する．

□ 関節軟骨には，血管が存在せず，滑膜から分泌される滑液によって栄養される．

□ 骨髄には，赤色骨髄と黄色骨髄があり，造血能をもつのは赤色骨髄である．

□ 骨の成長には，骨端軟骨による長さの成長と骨膜による太さの成長がある．

□ 骨表層は緻密質であり，骨組織が層板状に配列し，その中心に栄養血管を通す管が縦に走り，これをハバース管という．

□ ハバース管は，横に走る血管腔であるフォルクマン管と交通している．

□ ハバース管周りの同心円状の層板をハバース層板という（**図7**）．

□ 骨化様式には，軟骨内骨化と膜内骨化の2つの様式がある（**表1**）．

□ 骨の有機成分として，コラーゲンやプロテオグリカンなどがあげられる．

□ 骨の無機成分として，リン酸カルシウム（ハイドロキシアパタイト）や炭酸カルシウム，リン酸マグネシウムなどがあげられる．

□ 生体におけるカルシウムの99%とリンの85%は，骨に貯蔵される．

□ 骨に関連する細胞成分として，骨質の新生に関与する骨芽細胞，骨質の破壊と吸収に関与する破骨細胞，骨基質中に存在する骨細胞などがあげられる．

□ 骨代謝ホルモンには，甲状腺の濾胞傍細胞から分泌されるカルシトニン，副甲状腺（上皮小体）から分泌されるパラソルモン（PTH），ビタミンDなどがある．

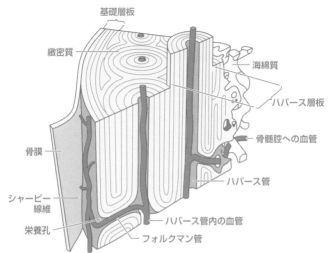

基礎層板

緻密質

海綿質

ハバース層板

骨髄腔への血管

骨膜

ハバース管

シャーピー線維

ハバース管内の血管

栄養孔

フォルクマン管

図7　骨質の微細構造

表1　骨化様式（軟骨内骨化と膜内骨化）

軟骨内骨化	骨の原型（ガラス軟骨）がつくられた後，この軟骨組織が破壊されて骨組織に置き換えられる様式であり，この様式でつくられた骨を置換骨という．例えば，体肢骨，脊柱，胸郭，頭蓋底の骨などがある
膜内骨化	結合組織中に軟骨を経ないで，骨組織が直接形成される様式であり，この様式でつくられた骨を付加骨という．例えば，頭蓋底を除く頭蓋骨や肩甲骨などがある

☐パラソルモンは，破骨細胞による骨吸収を促進し，血中カルシウムイオン（Ca₂⁺）濃度を上昇させる．

☐カルシトニンは，破骨細胞による骨吸収の抑制，および骨芽細胞の活性化の作用により骨形成を促進し，血中 Ca₂⁺濃度を低下させる．

☐ビタミンDは，皮膚で紫外線の作用により合成される．

☐ビタミンDは，肝臓および腎臓で活性化される．

□活性型ビタミン D は，腸管におけるカルシウムやリンの吸収を促進する．
□活性型ビタミン D は，骨吸収を促進し，血中 Ca$_2$$^+$濃度を上昇させる．

2.　関節・腱・靭帯 ■■■■■

□骨の連結様式には，わずかに動くか，まったく動かない不動性連結
　と，狭義の関節である可動性連結の 2 つの様式がある．なお，骨の
　連結様式すべてを広義の関節という．
□不動性連結は介在組織によって，線維性連結，軟骨性連結，骨性連結
　の 3 つに分けられる（表 2）．なお，骨性連結は結合組織や軟骨に
　よって連結していたものが成長に伴い骨化したものである．

表 2　骨の不動性連結

線維性連結	縫合，釘植，靭帯結合
軟骨性連結	恥骨結合，椎間円板
骨性連結	寛骨，仙骨，尾骨

□可動性連結は，通常の関節で滑膜性連結ともいわれる．
□関節（狭義）は関節頭と関節窩からなり，両関節面は関節軟骨に覆わ
　れ，連結部は関節包に包まれて間隙に関節腔がつくられる（図 8）．
□関節包の最内層が滑膜であり，滑液の分泌・吸収に関わる．
□滑液は，関節軟骨の栄養，物理的衝撃の緩和，関節の潤滑作用などの

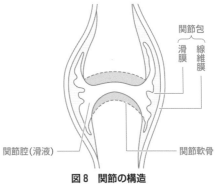

図 8　関節の構造

作用に関わる.

□関節内靱帯として，股関節の大腿骨頭靱帯，膝関節の前十字靱帯・後十字靱帯などがあげられる.

□関節の補助装置である関節円板は胸鎖関節や顎関節に，関節半月は膝関節，関節唇は股関節や肩関節に存在する.

□関節は，関節運動の軸数により分類される（表3）.

表3 運動軸の数による関節の分類

一軸性関節	蝶番関節，車軸関節
二軸性関節	楕円関節，鞍関節
多軸性関節	球関節

□関節は，関節形成面の形状により分類される（図9）.

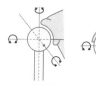 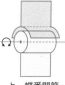 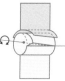 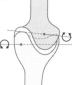

a. 球関節　　b. 蝶番関節　　c. ラセン関節　　d. 鞍関節

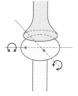 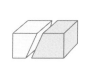

e. 楕円関節　　f. 車軸関節　　g. 平面関節

球関節	肩関節，股関節	蝶番関節	腕尺関節
車軸関節	正中環軸関節	平面関節	椎間関節
楕円関節	橈骨手根関節	顆状関節	中手指節関節
鞍関節	母指の手根中手関節	半関節	仙腸関節

図9 関節の形状による分類

3. 骨格筋

□骨格筋は，横紋筋線維の束で，全体が筋膜で覆われる．

□筋の両端は，一般に腱を介して骨格に接続する．

□腱は，コラーゲンを主成分とする結合組織である．

□骨格筋は筋線維束が集合したものであり，筋線維束は筋線維（筋細胞）が集合したものでもある．

□筋細胞（筋線維）の内部には，多数の筋原線維が存在する（**図10**）．なお，骨格筋細胞の微細構造を**図11**に示す．

□筋原線維には，細いアクチンフィラメントと太いミオシンフィラメントが含まれる．

□筋線維の直径は 10〜100 μm，筋原線維の直径は 1〜2 μm である．

□運動ニューロンの数は，筋線維数に比べて少数である．

□1個の運動ニューロンは，複数の筋線維を支配しており，これらをひとまとめにして運動単位という（**図12**）．

□一つの運動ニューロンが何本の筋線維を支配しているかを神経支配比という．

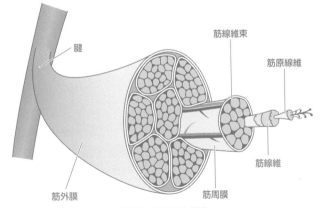

図10　骨格筋の構造

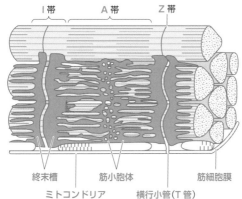

終末槽　　　筋小胞体　　　　筋細胞膜
ミトコンドリア　横行小管(T 管)

図11　骨格筋細胞の微細構造

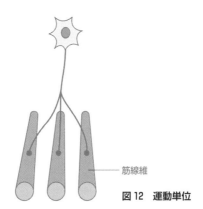

筋線維

図12　運動単位

□精密な動きをする筋では，神経支配比は小さい.

□筋収縮とは筋張力が発生することを意味し，必ずしも筋自長の短縮を意味しない.

□筋の長さが短縮しながら張力を発揮する筋収縮の様態を求心性収縮という.

□筋の長さが伸長しながら張力を発揮する筋収縮の様態を遠心性収縮という.

□筋が収縮しても筋長に変化がないものを等尺性収縮という.

□筋張力が変化せずに収縮するものを等張性収縮という. なお, 生体では厳密な等張性収縮の状態を見出すことは不可能である.

□静止性収縮は, 等尺性収縮と同義である.

□速い動きを伴う収縮を相動性収縮という.

□持続性収縮は, 静止性収縮, 等尺性収縮と同義である.

□筋の収縮速度を一定にした収縮を等運動性収縮といい, 特殊な装置の使用による人工的な収縮様態である.

□意図する方向に関節を動かす筋を動筋という.

□動筋とは, 反対方向に動かす筋を拮抗筋という.

□運動時に, 他の関節を固定する働きをする筋を固定筋という.

□一つの運動に参加するすべての筋群を共同筋 (広義) という.

□複数の筋で運動が起こる時, 不要な作用を筋が相互に打ち消し, 当該運動を円滑にする場合がある. これらの筋を中和筋という.

□通常の求心性収縮による運動では, 遠位部が近位部に近づくが, 逆に近位部が近づく運動を筋の逆作用またはリバースアクションという. 例えば, 「鉄棒の懸垂運動」や「立位からしゃがむ時の膝関節の運動」などがこれに相当する.

4. 運動感覚

□感覚器を通じて生じる意識経験が感覚であり, 色・音・明暗など要素的なものである.

□感覚されたものに解釈や判断が加わったものが知覚であり, 大きさ, 形, 運動方向などがこれにあたる.

□過去の経験・記憶などを加え, 判断する働きが認知である.

□身体運動により生じる感覚が運動感覚であり, 具体的には身体の姿勢, 手足の位置, 関節の位置などである.

□運動感覚の受容器には, 関節受容器, 筋紡錘, ゴルジ腱器官, 皮膚の圧受容器および内耳の前庭器官などがある.

□筋紡錘とゴルジ腱器官の特徴を図13にまとめる.

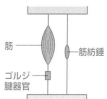

	筋紡錘	ゴルジ腱器官
存在部位	筋腹中	筋腱移行部
筋線維との位置関係	並列	直列
求心路	Ⅰa 線維, Ⅱ線維	Ⅰb 線維

図 13　筋紡錘とゴルジ腱器官の特徴

□ ゴルジ腱器官には，筋の受動的伸展と筋自身の能動的収縮のいずれでも張力刺激が加わるが，筋紡錘には筋の受動的伸展においてのみ張力刺激が加わる．

□ 筋紡錘の内部には，錘内筋線維が存在し，錘外筋線維と平行に並ぶ．

□ 錘外筋線維は，α運動ニューロンによって支配され，錘内筋繊維はγ運動ニューロンによって支配される．

□ γ運動ニューロンは，錘内筋線維を収縮させ，筋紡錘の感度を調節する．

□ α運動ニューロンとγ運動ニューロンが同時に興奮し，筋紡錘の感度が保たれることをα-γ連関という．

□ 伸張反射では，筋の伸長によりⅠa 群求心性線維が興奮し，脊髄内でシナプスを介してα運動ニューロンを興奮させ，伸長刺激が加わった同名筋を収縮させる反射である．

□ 伸張反射は，単シナプス反射である．

□ 筋収縮により腱が伸長されると，ゴルジ腱器官からのⅠb 群求心性線維が興奮し，脊髄内で抑制性介在ニューロンを介して同名筋の収縮を抑制する．これをⅠb 抑制という．

□ 屈曲反射とは，皮膚などに侵害刺激が加わると同側肢の屈筋が反射的に収縮する反射をいう．

□ 主な関節の受容器を以下にあげる．
・ルフィニ終末：関節包に多く存在し，関節の位置と運動の速度を検出する．
・ゴルジ終末：関節靱帯に存在し，関節の位置を検出する．
・パチニ小体：運動の開始と停止を検出する．
・自由神経終末：痛覚受容器である．

C. 運動の発現と制御

1. 反射運動　■■■■■

☐反射運動とは，生体刺激に対応するための神経系の反応様式であり，目的性をもつ不随運動のことである．

☐反射運動は，単純な刺激で引き出され，定型的で単純な応答パターンをとる．

☐反応運動は，意志を必要としないが，意識的な努力で応答パターンが多少変わる．

☐反応運動は，刺激が十分であれば，必ず応答が得られる．

☐反射を起こす経路を反射弓といい，受容器，求心路，反射中枢，遠心路，効果器で構成される．

☐反射は，刺激の種類やシナプスの数など，以下のように分類される．
- ・刺激の種類によって，伸長反射，加速反射などに分類される．
- ・受容器の存在部位によって，表在反射，深部反射などに分類される．
- ・シナプスの数によって，単シナプス反射，多シナプス反射などに分類される．
- ・反射中枢の存在部位によって，脊髄反射，脳幹反射，大脳皮質反射などに分類される．
- ・応答する筋によって，上腕二頭筋反射，伸筋反射，屈筋反射などに分類される．
- ・応答運動パターンによって，屈曲反射，伸展反射などに分類される．
- ・反射の合目的性によって，逃避反射，保護伸展反射などに分類される．

☐脊髄に反射中枢がある姿勢反射は，伸張反射，屈筋反射，陽性支持反応，陰性支持反応，交差性反射，脊髄節間反射などである．

☐延髄・橋に反射中枢がある姿勢反射は，緊張性頸反射，緊張性迷路反射，頸部から起こり体幹に作用する立ち直り反射などである．

☐中脳・視床に反射中枢がある姿勢反射は，迷路から起こり頭部に作用する立ち直り反射，体表に加わる刺激から起こり頭部・体幹・四肢に作用する立ち直り反射などである．

☐大脳皮質に反射中枢がある姿勢反射は，眼から起こり頭部に作用する立ち直り反射，踏み直り反応，跳び直り反応，足踏み反応などである．

2. 連合運動

□随意運動を行う際に，身体各部の固定や姿勢調整のための身体他部に生じる不随意的な運動を連合運動という．例えば，「歩行時の腕振り」がこれに相当する．

3. 随意運動

□意思に従って起こる運動を随意運動という．

□随意運動は，外界や体内からの刺激によって大脳辺縁系などが関与して運動の意図・意欲が生じ，次いで大脳皮質連合野，大脳基底核，小脳などが関与して運動指令のプログラムがつくられ，このプログラムが大脳運動野に送られて錐体路・脊髄の前角のα運動神経を経て，筋肉が収縮して起こると考えられている．

□運動指令のプログラムとは，運動の開始・遂行・停止に至る一連の指令のことである．

□脳でつくられた運動指令は，運動野から脊髄を経て筋に伝えられるが，その運動指令と同一の内容（エフェレンスコピー）があらかじめ小脳にも送られる．

□小脳では，運動時に感覚受容器から送られる実際の運動に関する情報とエフェレンスコピーが照合され，誤差があれば修正される．このような小脳の調節機構による誤差修正は，閉ループ制御と呼ばれる．

□小脳の誤差修正にかかる時間は，約 200 msec（ミリ秒）であるため，野球のバッティングなどの短時間で終了する運動では誤差修正ができず，最初にプログラムされた内容で運動が行われ，これを開ループ制御という．

D. 頭頸部・四肢・体幹の運動

1. 上肢帯の運動

□鎖骨の肩峰端の参考関節可動域は，基本姿位より上方約 10 cm，下方 3 cm，前方 10 cm，後方 3 cm，軸回旋 30～50° である．

□肩甲骨の位置は，第 2～7 肋骨の高さにある．

□肩甲骨は，前額面と約 30°，鎖骨と約 60° の角度をなしている．

第3章 運動学

□肩甲骨の運動は，常に鎖骨の動きを伴って起こる.

□胸郭上での肩甲骨の運動方向には，挙上，下制，内転，外転，上方回旋，下方回旋，上方傾斜，下方傾斜がある.

□肩甲骨は，上下方向に 10～12 cm，内外側方向に 15 cm の可動性がある.

□上肢帯の運動と作用する筋を以下に示す.

　・挙上：僧帽筋上部，菱形筋，肩甲挙筋.
　・下制：僧帽筋下部，小胸筋，鎖骨下筋.
　・内転：僧帽筋中部，菱形筋.
　・外転：前鋸筋，小胸筋.
　・上方回旋：前鋸筋，僧帽筋上部・下部.
　・下方回旋：菱形筋，小胸筋，肩甲挙筋.

□肩甲骨（特に内側縁）が胸郭より浮いたものを翼状肩甲といい，前鋸筋の筋力低下や麻痺によって生じる.

2.　肩関節の運動　■■■■■

□肩関節は，人体の中でも最も可動性がよい関節である.

□肩関節の運動は，多くの場合，肩甲骨と鎖骨の運動を伴う.

□肩関節の分回し運動は，屈曲，伸展，内転，外転の複合運動である.

□上腕と肩甲骨が 2：1 の比率で外転運動することを肩甲上腕リズムという.

□肩関節外転 120°で上腕骨大結節と肩甲骨肩峰が接触するため，外転90°以上で上腕骨は外旋を伴う.

□回旋筋腱板（肩甲下筋，棘上筋，棘下筋，小円筋）は，上腕骨頭を関節窩に引きつけ固定する作用がある.

□烏口肩峰靱帯は，上腕骨頭の上方への転位を防いでいる.

□肩関節の運動と作用する筋を以下に示す.

　・屈曲（前方挙上）：三角筋前部，大胸筋鎖骨部.
　・伸展（後方挙上）：三角筋後部，広背筋，大円筋.
　・外転（側方挙上）：棘上筋，三角筋中部.
　・内転：大円筋，大胸筋胸腹部，広背筋.
　・外旋：棘下筋，小円筋.
　・内旋：肩甲下筋，大円筋，大胸筋，広背筋.

・水平屈曲（水平内転）：三角筋前部, 大胸筋, 烏口腕筋, 肩甲下筋.
・水平伸展（水平外転）：三角筋中部・後部, 棘下筋, 小円筋, 広背筋, 大円筋.

3. 肘関節の運動

□肘関節の運動範囲（自動運動域）は, 0～145°である.

□前腕回内・回外の運動範囲は, ともに90°である.

□肘関節伸展位で前腕回内・回外運動を行う場合, 肩関節の運動が加わり, 上肢全体で約360°可動する.

□前腕回内・回外の運動では, 上橈尺関節と下橈尺関節が働き, 橈骨が運動の主体となる.

□前腕回内・回外の運動で尺骨は, 回旋しない.

□肘角は, 上腕軸と前腕軸のなす角であり運搬角ともいい, 生理的外反となる.

□肘関節・前腕の運動と作用する筋を以下に示す.
・屈曲：上腕二頭筋, 上腕筋, 腕橈骨筋, 円回内筋, 手関節屈筋群.
・伸展：上腕三頭筋, 肘筋, 手関節伸筋群.
・回内：円回内筋, 方形回内筋, 腕橈骨筋, 肘筋.
・回外：回外筋, 上腕二頭筋, 腕橈骨筋, 長母指外転筋.

4. 手関節の運動

□手関節の自動運動による可動範囲は, 掌屈85°, 背屈85°である. なお, 掌屈では橈骨手根関節50°, 手根中央関節35°, 背屈では橈骨手根関節35°, 手根中央関節50°となる.

□手関節の掌屈・背屈は, ともに基本肢位からの可動性が最大となる. なお, 基本肢位は「気をつけ」の状態で直立時の各関節の肢位である.

□手関節の橈屈は25°, 尺屈は55°の可動範囲である.

□橈屈は, 前腕回内位よりも回外位のほうが可動性は大きい.

□手関節の運動と作用する筋を以下に示す.
・掌屈：橈側手根屈筋, 長掌筋, 尺側手根屈筋, 母指と指の屈筋群.
・背屈：長・短橈側手根伸筋, 尺側手根伸筋, 母指と指の伸筋群.
・橈屈：橈側手根屈筋, 長・短橈側手根伸筋, 長母指外転筋.
・尺屈：尺側手根伸筋, 尺側手根屈筋.

第3章 運動学

241

5. 股関節の運動 ■■■■■

□股関節屈曲の可動域は，ハムストリングスの緊張のため，膝関節伸展位のほうが膝関節屈曲位より少ない.

□股関節屈曲の可動域は，膝関節伸展位の場合で自動的に 90°，他動的に 120°，膝関節屈曲位の場合で自動的に 120°，他動的に 140° である.

□股関節伸展の可動域は，膝関節屈曲位の場合で自動的に約 10°，膝関節伸展位の場合で約 20° となる.

□股関節の屈曲・伸展可動域の両方とも，膝関節肢位の影響を受ける.

□骨盤を固定せずに，片側の股関節を外転すると対側も外転する. なお，この現象は 30° 以上の外転で生じる.

□基本肢位から股関節内転を行う場合，股関節の屈曲が加わる必要がある.

□股関節伸展位における股関節内旋・外旋運動の可動域は，ともに 45° である.

□股関節屈曲位では，靭帯が弛緩しているため，股関節内旋・外旋運動の可動域が大きくなる.

□股関節の運動と作用する筋を以下に示す.
- ・屈曲：腸腰筋，大腿直筋，恥骨筋，大腿筋膜張筋.
- ・伸展：大殿筋，大腿二頭筋，半膜様筋，半腱様筋.
- ・外転：大腿筋膜張筋，中殿筋.
- ・内転：恥骨筋，薄筋，長内転筋，短内転筋，大内転筋.
- ・外旋：大殿筋，深層外旋筋（内・外閉鎖筋，上・下双子筋，大腿方形筋，梨状筋）.
- ・内旋：小殿筋.

6. 膝関節の運動 ■■■■■

□膝関節は，屈伸運動と回旋運動を行うらせん関節である.

□膝関節の運動範囲は，伸展が約 10°，屈曲が約 135° であり，靭帯の緊張のない膝関節屈曲時では内旋は 10°，外旋は 20° である.

□膝関節の屈伸運動は，ころがり運動とすべり運動の複合運動に回旋を含む運動である.

□膝関節屈曲の初期（20° 以内）はころがり運動のみ，徐々にすべり運動の要素が加わり，最終的にすべり運動だけとなる. なお，ころが

り運動は空回りすることなく回転する運動で，関節面にかかる負担が小さく，すべり運動はその場で空回りして接点がまったく移動しない運動で，関節面にかかる負担が大きい.

□大腿骨の関節面は，内側顆と比べて外側顆のほうが短いため，距離の差を補うために外側顆部では，ころがり運動の要素が大きくなる.

□膝関節の終末強制回旋運動（screw home movement）とは，完全伸展になる直前に外旋，完全伸展からの屈曲初期に内旋が起こる不随意運動のことである.

□膝関節の運動と作用する筋を以下に示す.
・屈曲：半腱様筋，半膜様筋，大腿二頭筋.
・伸展：大腿四頭筋，大腿筋膜張筋.
・内旋：半腱様筋，半膜様筋.
・外旋：大腿二頭筋短頭.

7. 足関節（距腿関節，距骨下関節）の運動 ■■■■■

□内がえしと外がえしは，足関節・足部における前額面の運動である.
□外がえしは足底が外方を向く動きで，内がえしは足底が内方を向く動きである.
□足関節の運動と作用する筋を以下に示す.
・底屈：長腓骨筋，短腓骨筋，腓腹筋，ヒラメ筋，足底筋，後脛骨筋，長趾屈筋，長母趾屈筋.
・背屈：前脛骨筋，長母趾伸筋，長趾伸筋，第3腓骨筋.
・内がえし：後脛骨筋，長趾屈筋，前脛骨筋，長母趾屈筋.
・外がえし：長腓骨筋，短腓骨筋，第3腓骨筋.

E. 姿勢と重心

1. 姿 勢 ■■■■■

□運動学では姿勢を定義する時，構えと体位の2つに区分する.
□頭部・体幹・四肢の相対的な位置関係を意味し，頭部前屈位や上肢外転位などと表現されるのは構えである.
□身体と重力方向との関係を表すもので，立位，座位，背臥位などと記されるのは体位である.

□治療のための関節固定時に，諸動作が容易となる肢位を良肢位という．なお，良肢位は機能肢位や便宜肢位ともいう．

2. 重　心

□人体の重心は，以下の3要素で規定される．
　①身体があらゆる方向に自由に回転しうる点．
　②身体各部の重量が相互に平衡である点．
　③基本矢状面，基本前額面，基本水平面の3面が交差する点．

□人体の重心の位置は，骨盤内の仙骨のやや前方にある．

□成人男子の重心の位置は足底から身長の約56%，成人女子では足底から約55%の高さにある．

□小児では，重心の位置が相対的に高位にあり，立位姿勢の保持が不安定となる．

□立位姿勢を後方からみて「後頭隆起→椎骨棘突起→殿裂→両膝関節内側の中心→両内果間の中心」が身体の中央（正中線）を通過する垂直線上にある時，側方のバランスがよいという．なお，この直線は重心線に近似したものである．

□立位姿勢を側方からみて「乳様突起（耳垂のやや後方）→肩峰→大転子→膝関節前部（膝蓋骨後面）→外果の前方5〜6cm」が前額面で垂直線上にある時，前後方向のバランスがよいという（図14）．

□重心の位置が低いほど，立位姿勢の安定性がよい．

□両足底とその間の部分の合計面積を支持基底面という（図15）．

□支持基底面の面積が広いほど，立位姿勢の安定性はよい．

□支持基底面内の重心線の位置が中心に近いほど，立位姿勢の安定性がよい．

□質量が大きいほど，立位姿勢の安定性がよい．

□床との接触面の摩擦抵抗が大きいほど，立位姿勢の安定性はよい．

□単一構造物は，分節構造物よりも立位姿勢の安定性がよい．

3. 立位姿勢の機構

□重力に対抗して立位姿勢を保持する働きを抗重力機構といい，そこで働く筋群を抗重力筋という．なお，抗重力筋は基本的立位姿勢から重心線のズレを補正する（図16）．

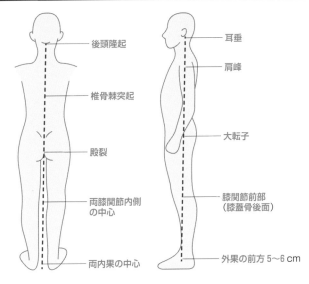

a. 側方のバランス   b. 前後方向のバランス

図 14　立位バランス

第3章　運動学

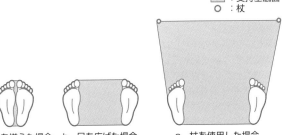

a. 足を揃えた場合 b. 足を広げた場合   c. 杖を使用した場合

図 15　支持基底面

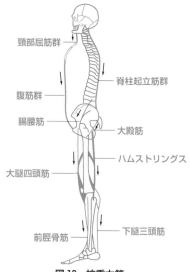

図16　抗重力筋

□前脛骨筋，大腿四頭筋，腹筋群，頸部屈筋群は，身体の腹側に位置する抗重力筋である．

□下腿三頭筋，ハムストリングス，大殿筋，脊柱起立筋群は，身体の背側に位置する抗重力筋である．

□頸部伸筋群，脊柱起立筋群，ハムストリングス，ヒラメ筋を特に主要姿勢筋群と呼ぶ．

□通常の立位姿勢の保持には，腹側の筋群よりも背側の筋群のほうが相対的に重要な働きをしている．

□正常な立位姿勢を保持する時の足関節での重心線は，足関節よりも前方をとおり，身体は前へ倒れやすくなる．これに対抗するためにヒラメ筋，ときに腓腹筋が活動する．

□正常な立位姿勢を保持する時の膝関節における重心線は，膝関節中央のやや前方をとおり，重力のモーメントは膝関節の伸展に作用するため，膝関節の固定には筋活動は特に必要としない．

□正常な立位姿勢を保持する時の股関節における重心線は，股関節の後方をとおり，股関節の伸展に作用する．これに対抗するため腸腰筋が働き，股関節の過伸展を防ぐ．実際には，わずかな姿勢変化によって重心線は，股関節の前あるいは後ろへ移るため，伸筋と屈筋が間欠的に活動することになる．

□正常立位姿勢を保持する時の脊柱における重心線は，第4腰椎のやや前部を通過するため，脊柱を前方へ曲げるように作用する．これに対抗するため脊柱起立筋群が活動する．

□立位姿勢では，足関節を支点として逆振り子のように絶えず，わずかに動揺している．

□閉眼により視界が遮断されると，身体動揺は増大する．

F. 歩 行

1. 正常歩行

□二足歩行は，意図的に力学的な平衡を崩し，元に戻ることを規則的に反復する現象である．

□1歩とは，一側の踵が接地し，次に対側の踵が接地するまでの動作のことである．

□1歩の距離を歩幅という．

□重複歩（1歩行周期）とは，一側の踵が接地して，次に同側の踵が接地するまでの動作のことである．

□歩行率（ケイデンス）とは，単位時間あたりの歩数のことで，通常は「歩数 / 分」で示される．

□足の長軸と進行方向のなす角度を足角という．

□左右の踵の間隔で，進行方向に直角の距離を歩隔という（図17）．

□重複歩の開始から完了するまでの過程を歩行周期という（図18）．

□歩行周期は，足が接地している立脚相と，離地している遊脚相に分けられる．

□立脚相は「踵接地→足底接地→立脚中期→踵離地→足趾離地」から構成され，自然歩行では歩行周期の約60％の時間を占める．

□遊脚相は「加速期→遊脚中期→減速期」から構成され，自然歩行では歩行周期の約40％の時間を占める．

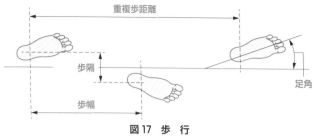

図17　歩　行

図18　歩行周期

□自然歩行では，遊脚相と比べて立脚相のほうが長い．
□1歩行周期の中に2回生じる両側接地期を同時定着時期（両脚支持期）
　と呼び，歩行周期のうち約20%の時間を占める．
□股関節は，1歩行周期に伸展と屈曲を各1回行う．
□膝関節は，1歩行周期に2回の屈曲と伸展を行う．
□足関節は，1歩行周期に2回の屈曲と伸展を行う．
□骨盤・大腿・下腿は，ほぼ同期し，長軸に対して回旋運動を行う．な

お，体幹上部と上肢はこれらと逆位相の回旋運動を行う．

2. 床反力 　■ ■ ■ ■ ■

□立脚相で足底が地面に着いている時，足底が床を圧する力と同等の力
　が地面から反力として作用し，これを床反力または地面反応という．
□足底が床を圧する力と床反力は，作用・反作用の法則に従っている．
□床反力の測定には，フォースプレートが使われることが多い．
□床反力は，前後分力，側方分力，垂直分力に分けられる．
□床反力の垂直分力は，2つの主峰（ピーク）をもち，常に上向きであ
　る．なお，いずれの主峰も体重より大きな力となる．
□床反力の前後分力は，踵接地で制動力として後ろ向きに働き，片脚支
　持期になると最大となる．
□床反力の前後分力は，片脚支持期の中ごろを転換点に前向きの推進力
　となる．
□床反力の側方分力は，最初の両脚支持期で外向きから内向きに転じ，
　片脚支持期の間は内向きに働く．

3. 重心移動 　■ ■ ■ ■ ■

□歩行時の重心は，上下・左右方向にそれぞれ正弦曲線（せいげんきょくせん）に似た軌跡を
　描いて動く．
□上下方向の重心移動は，立脚中期で最高，踵接地期または同時定着時
　期に最低となり，その振幅は約 4.5 cm である．
□左右方向の重心移動は，立脚中期でもっとも側方に，踵接地期または
　同時定着時期に中央となり，その振幅は約 3 cm である．
□歩行速度を速めると上下の移動幅は大きくなり，左右の移動幅は小さ
　くなる．

4. 歩行時の筋活動 　■ ■ ■ ■ ■

□前脛骨筋は，歩行周期全体をとおして活動し，特に遊脚相から立脚相
　への移行期に強く活動する．
□下腿三頭筋は，立脚相をとおして活動し，特に末期に強く働く．
□大腿四頭筋やハムストリングスは，遊脚期から立脚期への移行期に強
　く活動する．

□股関節内転・外転筋群は，立脚相の初期と末期に活動し，骨盤の安定性を保つ．

□大殿筋は，立脚相の初期に活動し，股関節屈曲と回旋を制限する．

□股関節外転筋群は，左右方向の重心移動を制限する．

□股関節内転筋群は，遊脚相の振り子運動に関与する．

□脊柱起立筋は，歩行周期全般に活動するが，特に両相の移行期に大きく活動する．

5. 小児の歩行　■■■■■

□小児歩行（歩行開始期）の特徴を以下に示す．
  ・踵接地がなく，足底全体で接地する．
  ・2歳児になると踵接地がみられる．
  ・支持基底を広くとり，上肢の振りがない．
  ・歩行開始期の上肢は挙上位となる．なお，歩行の安定に伴い上肢は下がる．
  ・歩行率が高い．
  ・前後方向に転倒しやすい．
  ・歩行の発達には個人差がある．

□歩行の発達を以下に示す．
  ・1〜2カ月：体幹を支えて床に立たせると，初期起立や自立歩行がみられる．
  ・3カ月：初期起立や自立歩行が消失する．
  ・5カ月：体幹を支えて立たせると，ほぼ全体重を保持できる．
  ・6カ月：体幹を支えて立たせると，足踏みをする．
  ・8カ月：つかまり立ちができる．
  ・11カ月：つかまり歩行ができる．
  ・1歳：一人歩きができる，座位から起立が可能となる．
  ・1歳6カ月：めったに転倒せずに，歩行が可能や階段を昇れる．
  ・2歳：転倒しないで走れる．
  ・3歳：片足立ちができる（2秒）．
  ・4〜5歳：階段を降りられる．
  ・5歳：スキップ動作ができる．
  ・6歳：成人型歩行となる．

6. 異常歩行

□ 遊脚相で膝を高く上げ，立脚相ではつま先から接地する歩行を鶏状歩行という．例えば，前脛骨筋麻痺や尖足変形でみられる．

□ 患肢による片脚立ちの時，遊脚側の骨盤が低下するため，腰や上体を左右に振る歩行をトレンデレンブルグ歩行という．例えば，中殿筋麻痺でみられる．

□ 左右によろけるような歩行を酩酊歩行という．例えば，脊髄・小脳・前庭器官の障害による運動失調でみられる．

□ 麻痺側の股関節を中心に，伸展した下肢で半円を描くような歩行を草刈り歩行という．例えば，痙性片麻痺でみられる．

□ 歩幅が小さい小刻みな歩行を小刻み歩行という．例えば，パーキンソン病でみられる．

7. 走 行

□ 走行とは，歩行速度を速めることである．

□ 走行の周期は歩行と同じであるが，歩行の立脚相は支持相（駆動相），歩行の遊脚相は非支持相（飛翔相）と呼ばれる．

□ 走行では，同時定着時期（両脚支持期）が消え，同時遊脚期が現れる．なお，走行では両側が地面から離れている時期がある．

□ 支持相（駆動相）と非支持相（飛翔相）の時間比率は50％であるが，速度が増すと支持相（駆動相）の比率が下がる．

□ 走行では，歩行と比べて重心の上下方向の移動が大きく，力学的エネルギーの消費も大きい．

G. 運動発達

1. 運動発達と神経系

□ 乳幼児期は神経系が未発達であるため，年長児にはみられない各種の反射がみられるが，神経系の発達が進むと各種の反射が消退し，随意的支配へと移行する．正常な消失時期を経過しても各種反射が消失しない時は，神経系の異常が疑われる．

□出生後の乳児期運動が未熟なのは，中枢神経の髄鞘化が不完全のためである．なお，末梢神経の髄鞘化は出生時，すでに形成されている．

□原始反射は，新生児期にみられ，月齢が進み神経系が発達すると消退する反射である．例えば，モロー反射，ガラント反射，ランドー反射，手掌把握反射，足底把握反射，足踏み反射，交差性伸展反射などがこれに相当する．

□背臥位で後頭部を支え急に手を離すと，上肢の伸展・外転後，上肢の内転がみられる反射をモロー反射という．モロー反射の正常な出現期間は，0〜4 カ月である．

□乳児の背中や脊柱の側面をこすると，刺激側に体幹が側屈する反射をガラント反射という．ガラント反射の正常な出現期間は，0〜2 カ月である．

□乳幼児の腹部を抱えて腹臥位にすると，頭部，脊柱，下肢が伸展するが，この状態で頭部を前屈させると，股関節・膝関節・肘関節の屈曲が起こる反射をランドー反射という．なお，応答パターンには個体差が大きい．ランドー反射は生後 6 カ月〜2 歳ごろにみられる．

□多くの原始反射は，生後 6 カ月ごろまでには統合されて消退する．

□原始反射の消退に伴い，立ち直り反射，パラシュート反応，平衡反応などの姿勢反射が出現し，生涯に持続する．

□パラシュート反応は，原始反射ではなく姿勢反射の一つである．

□乳幼児をうつ伏せの状態で抱き上げ，突然頭部を下げると，両手を開いて前に出し，体を支えようとする動きがみられ，これをパラシュート反応という．パラシュート反応は生後 6 カ月ごろから出現し生涯まで続く．

2. 運動発達　　　　■■■■■

□運動発達には，「頭部から尾部へと発達，中枢から末梢へと発達，粗大運動から微細運動へと発達」の 3 つの発達原則がある．

□個人差はあるが 1 歳ごろまでに粗大運動が発達し，その後に微細運動が発達する．

□乳幼児の粗大運動の発達を以下に示す．

　・4 カ月：首がすわる．

　・5 カ月：寝返りができる．

・1 歳：一人歩きができる.
・1 歳 6 カ月：上手に歩く,階段を昇ることができる（降りるは 4〜5 歳）.
・2 歳：走ることができる.
・3 歳：2 秒程度の片足立ちができる.
・5 歳：スキップができる.
□上肢の運動発達を以下に示す.
　・4 カ月：物をつかむことができる.
　・6 カ月：物を持ちかえることができる.
　・10〜12 カ月：つまみ動作ができる.
　・2 歳〜2 歳 6 カ月：手指の分離運動が可能である. なお,分離運動とは個々の関節が独立し運動することである.
　・2 歳 6 カ月〜3 歳ごろ：投動作が可能である.

3. 運動学習 ▮▮▮▮▮

□学習の特徴を以下に示す.
　・学習は,結果として行動に変化を起こす.
　・学習は,練習または経験の結果として生じる.
　・学習は,比較的に永続する変化である.
　・学習を直接観察することは,不可能である.
□運動学習とは,訓練や練習の結果として獲得される運動行動の変化を指し,各種の運動技能を獲得する過程である.
□運動行動を遂行する時に,周囲から観察可能な行動をパフォーマンスという.
□パフォーマンスは,ある運動課題試行時の所要時間・距離・点数などで表すことが可能で,これらにより運動学習の度合を知ることができる.
□練習による運動技能の向上により,努力量の減少,遂行時間の短縮,運動パターンの構築,誤動作の減少,運動の自由度の増加などの変化が生じる.
□運動技能は,フォーム,正確性,速度,適応性の 4 要素から構成される.

□運動技能の訓練では，よいフォームを習得の後，運動の正確さに注意し，その後に運動の速さと適応性を獲得するのが効果的である.

□運動の正確性と速度は，通常，逆相関する.

□運動技能の学習過程は，初期相（認知相），中間相（連合相），最終相（自動相）に分けられ，詳細を以下に示す.

　・初期相（認知相）：運動課題を達成するための知識を得る段階で，言語的要素が強い.

　・中間相（連合相）：協調運動へ発達する段階である.

　・最終相（自動相）：運動が統合されて自動化する段階で，運動プログラムが完成する.

□運動学習の結果，習得された運動技能は反復訓練によって維持できる.

□急激に運動パフォーマンスが向上した後，停滞してしまう時期をプラトーという.

□人間がある行動を起こす時に動機づけが重要で，内的動機づけと外的動機づけがあり，詳細を以下に示す.

　・内的動機づけ：個人的な喜び，自己実現，自己関与などをいう.

　・外的動機づけ：物的報酬，賞賛などをいう.

□外的動機づけと比較し，内的動機づけのほうが効果は持続する.

□動機づけは，パフォーマンスを変化させる重要な要因となる.

□先に行った学習が，のちに行う学習に影響を与えることを学習の転移という.

□前の学習が後の学習を促進することを正の転移という.

□前の学習が後の学習を妨害することを負の転移という.

□課題の類似性が高いほど転移が起こりやすい.

□一側の運動学習が他側に転移することを両側性転移（交差教育）という.

□運動学習の記憶は，小脳の運動制御が関連すると推定される.

どこでもポケット
スタンダード柔整国試対策 上巻
【120 分講義 Web 動画付き】

発　　　　行	2023 年 6 月 2 日　第 1 版第 1 刷Ⓒ	
編　　　　集	医療系国試対策研究会	
発　行　者	濱田亮宏	
発　行　所	株式会社ヒューマン・プレス	
	〒 244-0805　横浜市戸塚区川上町 167-1	
	電話 045-410-8792　FAX 045-410-8793	
	https://www.human-press.jp/	
装　　　　丁	五十嵐麻奈美	
印　刷　所	株式会社アイワード	

ISBN　978-4-908933-43-1　　C 3047

Contents

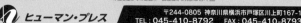

ヒューマン・プレス

〒244-0805 神奈川県横浜市戸塚区川上町167-1
TEL : 045-410-8792 FAX : 045-410-8793
ホームページ : https://www.human-press.jp/

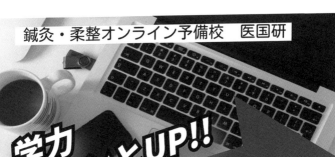

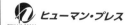
ヒューマン・プレス

〒244-0805 神奈川県横浜市戸塚区川上町167-1
TEL：045-410-8792　　FAX：045-410-8793
ホームページ：https://www.human-press.jp/

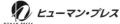
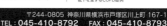

ヒューマン・プレス

〒244-0805 神奈川県横浜市戸塚区川上町 167-1
TEL：045-410-8792　　FAX：045-410-8793
ホームページ：https://www.human-press.jp/